MOYENS

De rendre les Hôpitaux utiles & de perfectionner la Médecine.

ESSAI

Sur les établissemens nécessaires et les moins dispendieux pour rendre le service des malades dans les Hôpitaux vraiment utile à l'humanité.

PAR M. DULAURENS,

Ancien Médecin des Camps, Armées et Marine du Roi.

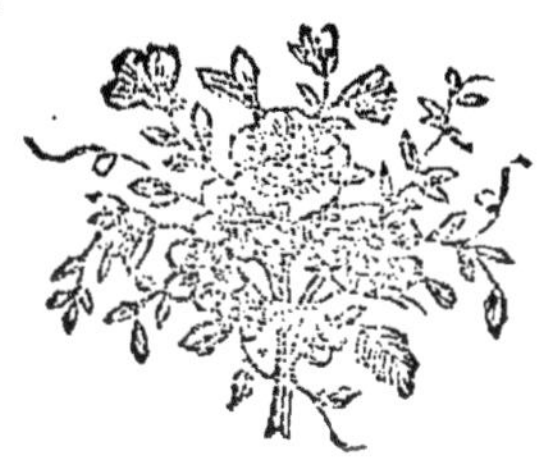

A PARIS,

Chez ROYEZ, Libraire, Quai des Auguſtins, près le Pont-Neuf.

M. DCC. LXXXVII.

Avec Approbation & Privilège du Roi.

AUX AMIS DE L'HUMANITÉ.

AMES honnêtes et sensibles, c'est à vous qu'est dû l'hommage de cet écrit: son but étant le soulagement des malades indigens et la perfection de l'art de guérir, qui tend à la conservation des hommes, il mérite votre attention. Les moyens qu'il présente, étant opposés à des usages et à des opinions que le tems et l'autorité ont consacrés, votre appui lui est nécessaire pour le succès. Les meilleures vues sans protecteurs, vous le sçavez, sont, comme la voix qui crie dans le désert, perdues ou inutiles pour le siécle dans lequel elles sont présentées.

Puisse mon zèle vous être agréable, et me mériter votre estime! elle m'encouragera à de nouveaux efforts pour le bien de l'humanité, qui fait l'objet de vos vœux.

AVANT-PROPOS.

TOUT citoyen honnête se doit, selon ses forces, à l'avantage public ; et ce devoir devient d'autant plus sacré pour lui, qu'il jouit, en le remplissant, du plaisir bien flatteur de servir utilement son Roi, l'Etat et l'humanité.

Toutes les professions sont susceptibles de procurer plus ou moins ces avantages ; mais il est constant que les Médecins, dans ce siécle éclairé, rencontrent l'occasion la plus heureuse, pour rendre leurs talens utiles, pour mériter l'estime publique, récompense la plus digne de l'ambition de l'homme vertueux.

Un Monarque, ami de son peuple, animé du desir de soulager les malheureux, veut bien associer à sa bienfaisance ceux de ses sujets, dont les lumières peuvent l'éclairer sur les moyens d'amélioration, de l'Hôtel-Dieu de Paris ; il invite avec bonté à cette association honorable ; il annonce le desir de connaître ceux qui, à cet égard, se seront distingués. Qui mieux que les Médecins peuvent répondre à des vues aussi bienfaisantes ? Leur état, leur réputation, leur amour-propre, leur cœur, tout les engage à rechercher, à proposer les moyens les plus efficaces pour soulager l'humanité souffrante, pour conserver des sujets au Roi, des citoyens à l'Etat, des pères de famille, des hommes ; et à quels hommes leur attention devient-elle plus nécessaire, qu'à ceux que l'indigence et le malheur laissent sans secours, ou réunissent en grand nombre dans les hôpitaux ?

Pénétré de ces précieuses vérités, j'avais depuis long-tems formé les vœux les plus ardens, et fait les plus grands efforts pour opérer dans le pays que j'habite (1) et dans l'hôpital de la marine que j'ai desservi pendant 17 à 18 ans, le bien que l'on

(1) Rochefort.

se propose aujourd'hui pour Paris (1). Mais le moment de la vérité n'était point

---

(1) Pendant près de vingt ans je n'ai cessé de proposer au gouvernement différentes vues pour procurer sans dépenses les plus grands avantages pour faire cesser la mortalité, ou du moins pour diminuer considérablement les causes de l'insalubrité qui afflige le port de Rochefort & ses environs, pour éteindre les abus qui, dans l'hôpital & dans la ville, aggravaient cette endémie. J'ai proposé les moyens de rendre le service des malades dans l'hôpital & sur les vaisseaux, plus sûr, plus utile & moins dispendieux. J'aurais eu à me repentir de ces démarches patriotiques, si je n'étais dédommagé des peines qu'elles m'ont occasionnées, d'abord par l'établissement d'une partie de mes vues dans les hôpitaux militaires, d'après les renseignemens que j'en avais donnés à M. Richard, Inspecteur, sur sa réquisition, & depuis par l'exécution d'une partie de celles relatives aux desséchemens des marais que j'avais proposés avec plus d'étendue & de plus grands avantages, sans frais de la part de l'Etat, d'après les plans de MM. le Cardinal de Richelieu & le Comte d'Hérouville.

Il était question de construire un canal qui auroit

encore venu. Je n'ai point réussi; le mal que je voulais détruire a continué; il va cesser dans Paris, le Roi le veut. Puissent mon zèle et mon amour pour la vérité, servir à procurer le même avantage dans tous les hôpitaux du Royaume!

J'avais formé le dessein de présenter les mêmes vues aussi-tôt après la publication de l'arrêt du Conseil, du 17 août 1777. J'eus l'honneur d'écrire à M. l'Archevêque de Paris pour obtenir son appui, à l'effet de me procurer les renseignemens néces-

---

joint la Gironde à la Charente, par le moyen duquel on aurait facilité la navigation de Bordeaux à Rochefort, en évitant les ennemis en tems de guerre, & en tout tems les dangers & les inconvéniens de la mer & des pertuis de Maumusson. Ce canal aurait en même-tems procuré le parfait desséchement de plus de vingt mille arpens de marais au sud de Rochefort, dont les exhalaisons causent annuellement dans cette contrée l'endemie plus ou moins dangereuse pour les gens riches, & souvent très-mortelle pour les gens mal-aisés, sur-tout pour les matelots, les soldats & les ouvriers attachés au service du port.

saires ; je me présentai chez quelques Administrateurs, je ne reçus aucune satisfaction (1). J'en fus découragé, et j'abandonnai alors mon projet.

Les lettres-patentes de 1781, le mémoire récent de l'Académie des sciences, m'ont procuré une grande partie des éclaircissemens que je desirais, et le prospectus publié par ordre du Roi, m'a enfin décidé à rédiger mes vues : elles sont le fruit de quarante années d'étude, d'observations et d'expériences, tant dans les villes que dans les campagnes, dans les hôpitaux sédentaires, dans ceux de l'armée (2), et même dans ceux des pays étrangers. J'ai cependant encore hésité, d'après l'annonce que les Commissaires de l'Académie ont faite d'un ouvrage relatif, qu'un de leurs Collegues doit publier incessamment, et d'après l'assurance

(1) Ce refus cesse de m'étonner depuis que MM. de l'Académie ont essuyé le même désagrément.

(2) Pendant la campagne de Hanovre.

qu'un célebre Médecin, Inspecteur, m'a donnée, qu'il s'occupait d'un pareil travail. J'ai craint de me trouver au moins inutile, parce qu'il était à présumer qu'occupés tous trois du même objet, nous nous rencontrerions nécessairement sur les points les plus essentiels; mais cette considération a cessé de m'arrêter, en réfléchissant que l'unanimité des opinions en assurerait la vérité, et que leur choc, s'il s'en trouvait de différentes, la ferait mieux ressortir; qu'enfin mon travail resterait toujours intéressant, quand il ne contiendrait d'autre différence que le projet de l'établissement des feuilles ou journaux de visite, tels que je les ai exécutés et adressés au Ministre, en 1763, puisque par ce simple moyen, qui n'est nullement dispendieux, tous les abus sont évités sans menaces(1),

(1) Les punitions énoncées dans les ordonnances n'auraient jamais lieu, vû l'impossibilité des abus, ou du moins de celle de leur durée.

sans avilissement et sans violence. Les supérieurs sont instruits d'un coup d'œil et dans l'instant, de tout ce qui se passe dans les hôpitaux; les guérisons en deviennent plus assurées, les maladies moins longues et moins coûteuses, les médecins et leurs éléves en sont mieux instruits sur l'état de leurs malades, la nature des maladies et l'effet des remedes, ce qui porterait en peu d'années la médecine à la perfection dont elle peut être susceptible.

J'AI lu par ordre de Monseigneur le Garde des Sceaux, un manuscrit intitulé : *Essai sur les établissemens nécessaires & les moins dispendieux pour rendre le service des Malades dans les Hôpitaux vraiment utile à l'humanité*, par M. DULAURENS, ancien Médecin de la Marine ; je n'y ai rien trouvé qui puisse en empêcher l'impression. A Paris, le 10 mai 1787. CARRERE.

PRIVILEGE DU ROI.

LOUIS, par la grace de Dieu, Roi de France & de Navarre : A nos amés & féaux Conseillers, les gens tenans nos Cours de Parlement, Maîtres des Requêtes ordinaires de notre Hôtel, Grand Conseil, Prévôt de Paris, Baillifs, Sénéchaux, leurs Lieutenans Civils & autres nos Justiciers qu'il appartiendra : SALUT. Notre amé le sieur DULAURENS, ancien Médecin de la Marine, Nous a fait exposer qu'il désireroit faire imprimer & donner au Public *un Essai sur les établissemens nécessaires & les moins dispendieux, pour rendre le service des malades dans les hôpitaux vraiment utile à l'humanité*, s'il nous plaisoit lui accorder nos Lettres de permission pour ce nécessaires. A CES CAUSES, voulant favorablement traiter l'Exposant, nous lui avons permis & permettons par ces Présentes, de faire imprimer ledit ouvrage autant de fois que bon lui semblera, & de le faire vendre & débiter par tout notre Royaume, pendant le tems de cinq années consécutives, à compter du jour de la date des Présentes. FAISONS défenses à tous Imprimeurs, Libraires & autres personnes, de quelque qualité & condition qu'elles soient, d'en introduire d'impression étrangere dans aucun lieu de notre obéissance. A LA CHARGE que ces présentes seront enregistrées tout au long sur le Registre de la Communauté des Imprimeurs & Libraires de Paris, dans trois mois de la date d'icelles ; que l'impression dudit ouvrage sera faite dans notre Royaume & non ailleurs, en bon papier & beaux caracteres; que l'Impétrant se conformera en tout aux Réglemens de la Librairie, & notamment à celui du 10 Avril 1725, & à l'arrêt de notre Conseil du 30 Août 1777, à peine de déchéance de la présente Permission; qu'avant de l'exposer en vente, le manuscrit qui aura servi de copie à l'impression dudit ouvrage sera remis dans le même état où l'Approbation y aura été donnée ès mains de notre très-cher & féal Chevalier Garde des Sceaux de France, le Sieur DE LAMOIGNON, qu'il en sera ensuite remis deux exemplaires en notre Bibliothéque publique, un dans celle de notre Château du Louvre, un dans celle de notre très-cher & féal Chevalier Chancelier de France, le Sieur DE MAUPEOU, & un dans celle dudit Sieur DE LAMOIGNON: le tout à peine de nullité des Présentes; DU CONTENU desquelles vous MANDONS & enjoignons de faire jouir ledit Exposant & ses ayans cause pleinement & paisiblement, sans souffrir qu'il leur soit fait aucun trouble ou empêchement. VOULONS qu'à la copie des Présentes qui sera imprimée tout au long, au commencement ou la fin dudit ouvrage, foi soit ajoutée comme à l'orginal. COMMANDONS au premier notre Huissier ou Se gent sur ce requis, de faire pour l'exécution d'icelles tous Actes requis & nécessaires, sans demander autre pe mission, & nonobstant clameur de Haro, Charte Nor mande, & Lettres à ce contraires: car tel est notre plaisi Donné à Versailles le neuvieme jour du mois de juin, l'a de grace mil sept cent quatre-vingt-sept; & de not Regne le quatorzieme.

PAR LE ROI, EN SON CONSEIL.

Signé LEBEGUE.

Registré sur le Registre XXIII de la Chambre Roy & Syndicale des Libraires & Imprimeurs de Par No. 1178. fol. 283. conformément aux disposit énoncées dans la présente permission; & à la charge remettre à ladite Chambre les neuf exemplaires presc par l'Arrêt du Conseil du 16 avril 1785. A Paris, 13 juillet 1787. Signé, *KNAPEN, Syndic.*

TABLE DES CHAPITRES.

TABLE DES CHAPITRES.

Fin de la Table.

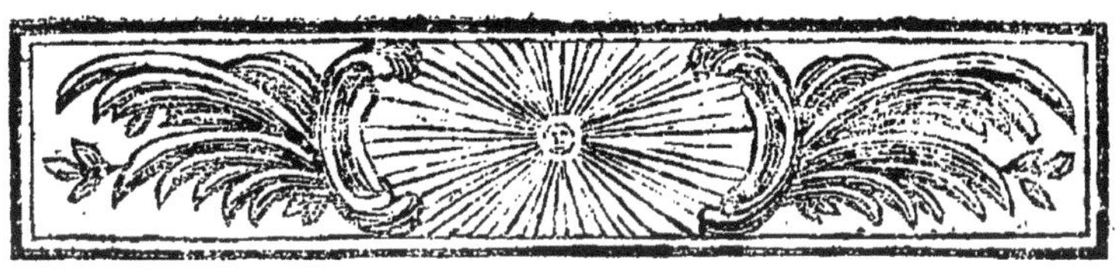

ESSAI

SUR les établissemens nécessaires et les moins onéreux pour rendre le service des Malades dans les Hôpitaux vraiment utile à l'humanité.

CHAPITRE Ier.

De la nécessite des Hôpitaux, & de leur utilité.

L'HOMME sorti pur & innocent des mains du Créateur, perdit par sa désobéissance la félicité attachée à son premier état : il fut assujetti au travail, aux maladies & à la mort : bientôt après les passions, les vices de tous genres, les guerres ajouterent à cette fatalité; de-là le désir des premiers hommes pour retarder une mort inévitable, pour être préservés des maladies, pour en être guéris ou soulagés; de-là la recherche & l'application des secours propres à ce but; de-là l'origine primitive de la médecine, dont l'ancienneté ne peut céder qu'à celle de l'agriculture.

Les connaiſſances relatives à cet art n'ont pu s'acquérir que lentement ; ce n'a été qu'après des obſervations multipliées, communiquées par la tradition, enrichies par les préſens du haſard & de l'imitation, que l'on a pu parvenir à connaître & diſtinguer dans les premiers tems, les maladies & leurs remédes. Il a dû s'écouler un tems conſidérable avant que la réunion de ces connaiſſances eût acquis aſſez d'étendue pour former une ſcience utile, une médecine expérimentale (1).

Les 28 premiers ſiecles du monde nous fourniſſent peu de lumières ſur ces objets ; nous entrevoyons ſeulement de ce qu'en ont écrit les auteurs ſacrés & profanes, que les Chaldéens, les Aſſyriens, les Babyloniens, les Egyptiens, les Juifs, avaient leurs Médecins ; qu'il exiſtait des loix relatives aux diverſes parties de cette profeſſion (2) ; que les malades étaient portés & placés dans les rues, dans les marchés publics, pour que les paſſants inſtruits de leurs maladies, leur conſeillaſſent ce qu'ils ſavaient de mieux, ſoit qu'ils l'euſſent appris par leur propre expérience ou par la tradition.

L'hoſpitalité ſi reverée & ſi bien exercée par

(1) Telle a été la médecine des anciens, & telle devait être celle des modernes.

(2) Les Médecins Egyptiens devaient traiter les malades ſelon les règles preſcrites dans un livre ſacré, s'ils s'en écartaient, ils répondaient de la vie des malades.

les anciens, ſur-tout envers les voyageurs & les étrangers, donna lieu à l'augmentation de ces ſecours; mais la religion y ajouta infiniment. Les Temples devinrent autant d'hoſpices, autant d'aſiles ſacrés, où les malades recevaient les ſecours néceſſaires. Les prêtres de ces Temples obſervaient avec ſoin, ils tenaient note de toutes les circonſtances qui avaient occaſionné la maladie, ou qui en étaient les ſuites, ils conſeillaient au nom de la Divinité (1) dont ils étaient les miniſtres, le régime & les remedes que l'expérience avait fait reconnaître utiles. Ces obſervations, ces cures étaient écrites ſur les colonnes & ſur des tableaux. C'eſt par ces obſervations que la médecine s'eſt perfectionnée; c'eſt en imitant cette conduite qu'elle pourra parvenir à toute la perfection dont elle eſt ſuſceptible.

Cette médecine ſubſiſtait & ſe perfectionnait en ſilence dans les dix ſiecles ſuivants. Alors parut l'Eſculape Grec (2) le premier des ayeux connus d'Hyppocrate, & le premier des Médecins

(1) Eſculape qui a dû vivre en Egypte après le déluge vers le 18e. ſiecle, a été mis au rang des Dieux: pluſieurs temples lui ont été conſacrés, et c'est dans ces temples que ſe rendaient les oracles de ce Dieu relatifs à la ſanté. *Le Clerc*, *hiſt. de la médecine*.

(2) L'Eſculape Grec parut vers le commencement du 28e. ſiècle, onze cent ans après le déluge; il fut de

qui paraît avoir visité les malades dans leurs lits; ses enfans héritiers de ses talens, se rendirent à cet égard sur-tout fort utiles au siege de Troye. Par succession, cette famille, sous le nom des Asclepiades, resta particulièrement en possession de ces connaissances; mais la célébrité était reservée à Hyppocrate(1). Ce Médecin non content des connaissances dont il avoit hérité de ses pères, & de ce que ses propres observations lui avaient appris de plus, s'acquit des lumières plus étendues en voyageant, en s'instruisant par-tout & de tous (2), & sur-tout en profitant des observations

---

l'expédition des Argonautes, qui eut lieu environ 50 ans avant le siège de Troye. LE CLERC, *hist. de la médecine.*

(1) Sa généalogie le fait 18e. descendant de l'Esculape Grec; il naquit la première année de la 80e. Olympiade, sur la fin du siècle 35e. du monde, environ 30 ans avant la guerre du Peloponese. LE CLERC, *hist. de la médecine.*

(2) Parmi les maximes d'Hyppocrate on trouve la suivante en ces termes : » un Médecin ne doit jamais avoir honte » de s'informer des moindres personnes du peuple tou- » chant des remedes que ces personnes ont donnés avec » succès. C'est à mon avis par ce moyen-là que l'art de » la médecine s'est établi peu à peu, c'est-à-dire, en » ramassant & recueillant une à une les observations fai- » tes en divers cas particuliers, lesquelles étant ensuite » toutes jointes ensemble ont fait un corps complet. » HYPP. *de precep.* »

consignées dans les temples ; en réunissant toutes ces connaissances éparses, il mérita la réputation immortelle dont il jouit depuis près de vingt-trois siecles.

Les temples qui ont été les premiers asiles connus pour les malades, ont été remplacés depuis par nos hôpitaux. Les premiers pouvaient plus ou moins s'enrichir par les offrandes des personnes guéries ; nos hôpitaux uniquement destinés pour les malades indigens, n'ont pu s'établir & se soutenir que par les bienfaits du Souverain & la générosité des ames charitables (1). Les uns les autres ont cela de commun, que les malades ont toujours dû y trouver les secours nécessaires à leur soulagement & à leur conservation ; & si par des abus dont la nature & le nombre sont presqu'incroyables, la plupart de ces hôpitaux sont plus funestes aux malades que les maladies qui les y amenent, il n'en est pas moins vrai que ce sont essentiellement des établissemens aussi nécessaires qu'utiles, non-seulement pour les indigens, mais aussi pour les riches, pour tous les hommes en général.

Nous n'entrerons point dans tous les détails relatifs à la nécessité des hôpitaux, le mémoire

(1) Il paroît que dans les premiers tems de l'église les Évêques étaient chargés du soin immédiat des pauvres, auxquels on assigna le quart des revenus ecclésiastiques.

lumineux de l'Académie des ſciences vient de démontrer cette néceſſité pour la ville de Paris; les mêmes raiſons militent plus ou moins pour toutes les grandes Villes du Royaume, ainſi que pour les troupes du Roi, ſoit en tems de paix, ſoit en tems de guerre.

L'augmentation des dépenſes, la confuſion, le déſordre, la contagion ſeraient preſque toujours des ſuites des établiſſemens nombreux par leſquels on voudroit ſuppléer aux hôpitaux militaires, ſur-tout en tems de guerre : l'Auteur de cette idée inſérée dans l'encyclopedie (1) n'a pas été témoin des déſordres qu'amene la néceſſité de faire des établiſſemens précipités, vu les fréquentes mutations qu'occaſionnent les mouvemens d'une armée. Les dépenſes ou plutôt les déprédations qui en ſont les ſuites trop ordinaires, ont été ſans doute inconnues à cet Auteur. Il ignorait également que cette multiplicité d'hôpitaux les expoſait davantage à être enlevés par les ennemis, ou qu'elle forçait à affaiblir l'armée pour les garder, s'ils ceſſent d'être au centre, où ils ne peuvent qu'embarraſſer, s'ils n'y deviennent pas très-nuiſibles.

L'inutilité, ou plutôt les inconvéniens qui réſulteraient, même en tems de paix, de l'établiſſement d'un hôpital à la ſuite de chaque régiment,

(1) Il propoſe que chaque régiment ait ſon hôpital.

doivent faire rejetter un ſemblable arrangement.

Le coût, les dangers & les embarras du tranſport des malades, lors du mouvement des corps auxquels ils ſont attachés ; les difficultés & ſouvent l'impoſſibilité du local & des ſervitudes convenables aux hôpitaux ; leur multiplicité en raiſon du nombre des régimens, & même de celui des bataillons & des eſcadrons, quand ils ne ſont pas réunis ; la difficulté de trouver des infirmiers exercés & de bonne volonté ; le danger de faire ſuppléer cette eſpece de ſerviteurs néceſſaires par des ſoldats peu propres à ces fonctions, que l'on expoſerait d'ailleurs à la contagion ; la crainte fondée de voir dégénérer dans ces ſoldats l'eſprit martial, qui s'allie mal avec l'eſprit de domeſticité deſirable dans ceux qui doivent aux malades des ſoins pénibles & déſagréables, ſont des inconvéniens qui ſuffiraient pour proſcrire un pareil projet, quand bien même ſes avantages prétendus feraient auſſi réels qu'ils ſont certainement illuſoires & de dangereuſe exécution.

L'économie que cet arrangement ſemble promettre, par la ſuppreſſion des appointemens des Médecins que les Chirurgiens majors remplaceraient, n'eſt également qu'illuſoire. En effet, en ſuppoſant tous ces Chirurgiens aſſez éclairés pour bien faire la médecine, on ne pourrait ſe diſpenſer de leur accorder une augmentation de traitement; & quelque faible que ſerait cette augmentation, elle excéderait très-certainement ce que le département de la guerre accorde aux Médecins (1).

Quant aux villes peu conſidérables, & aux bourgs où il n'y a point d'hôpital, il ſerait abſurde d'y faire de pareils établiſſemens; les dépenſes du local, celles de conſtruction, réparations & directions abſorberaient des ſecours qu'il eſt ſi aiſé de diſpenſer avec ſageſſe dans ces endroits où chacun ſe connaît. Il ſerait peut-être même plus avantageux de ſupprimer les hôpitaux des villes & des bourgs où le plus grand nombre des malades ne va jamais à cinquante; ce ſerait un moyen d'étendre l'emploi des revenus ſur un plus grand nombre d'indigens. Les hôpitaux déja établis ou à établir dans les principales villes ſuppléeraient, on y enverrait tous les malades attaqués de maladies chroniques; quant aux malades paſſagers,

---

(1) J'ai traité pendant pluſieurs années les ſoldats de la garniſon de Rochefort & ceux des quartiers voiſins, tous alors reçus dans l'hôpital royal de la marine; le nombre commun & journalier de ces malades a été de cent environ : mes honoraires pour ce ſervice n'ont coûté au département de la guerre que deux ſols deux deniers & deux tiers de denier par jour, ce qui ne porte cette dépenſe qu'à très-peu plus d'un liard pour douze malades.

inconnus & ſans famille, dont le tranſport pourrait être dangereux, il y ſerait pourvu par le Bureau de charité. v. l'errata.

L'hôpital civil de Rochefort préſente un exemple de l'utilité de l'arrangement que je propoſe ; comme Maire & chef de la police de cette ville (1), j'étais un des principaux adminiſtrateurs de cet hôpital, j'en puis parler avec connaiſſance de cauſe.

Cet hôpital eſt tenu très-proprement, ſa poſition & ſon local ſont des plus agréables & des mieux entendus, mais il n'y a que 32 lits : la population de cette ville va à 18000 ames ; le nombre des malades y eſt conſidérable en été & en automne ; mais les reſſources que la marine royale procure aux habitans de cette ville, & les ſecours que le Roi accorde à tous ceux qui ſont attachés aux travaux du port (2), y répandent l'aiſance, & font que peu d'habitans vont à l'hôpital. Les lits ſont le plus ſouvent occupés par des domeſtiques ; les Sœurs de charité les reçoivent d'autant plus volontiers, qu'elles ſont bien aſſu-

---

(1) Un ordre extraordinaire du Roi m'a chargé de ces fonctions. Je m'étais refuſé au vœu relatif des habitans trois ans auparavant.

(2) Ils ſont traités & panſés gratis par les Médecins & les Chirurgiens de la Marine, & le Roi leur accorde les médicamens.

rées de retirer des rétributions volontaires de la part des maîtres & maîtresses. Ces rétributions jointes au revenu fixe, au produit de la boucherie de carême, à celui des confiscations & amendes verbales (1) que les Officiers de police sont dans l'usage d'y assigner, portent le revenu annuel à environ 18000 livres. Le nombre commun des malades est de trente, dont la dépense particulière par jour n'excede point douze à quinze sols pour chaque malade, ce qui ne doit porter la dépense annuelle qu'à 8212 l. 10 sols au plus. Si l'on vendait cette maison, & si l'on en plaçait le produit, on pourrait aider un beaucoup plus grand nombre de malades ou de nécessiteux, moyennant les précautions nécessaires pour n'accorder qu'à la véritable indigence, d'après un conseil de charité présidé par les Administrateurs actuels, aidés de quelques personnes notables des deux sexes, choisies par les députés des corps. Par cet arrangement, les vues des Fondateurs ne seraient point interverties; au contraire, elles acquéreraient plus de force & d'étendue.

On pourrait encore, en se bornant à n'aider

---

(1) Les amendes prononcées judiciairement sont au profit des Fermiers généraux: l'on préfere les verbales qui sont au profit des pauvres. Il seroit à souhaiter qu'un usage aussi pieux puisse s'étendre plus généralement à l'appui d'une loi particuliere.

en cette ville que le même nombre de malades reçus dans cet hôpital, destiner le reste des revenus et le local, à l'établissement d'un pensionnat de jeunes filles qui serait tenu par quelques Religieuses ou Sécullieres capables de les éduquer. Cet établissement manque à cette ville, qui n'a pour toutes Communautés que les Capucins & les Sœurs de charité qui desservent les hôpitaux.

Ces changemens peuvent d'autant plus facilement s'exécuter à Rochefort, que cet hôpital n'a été fondé que par les secours & les charités publiques des habitans. Cette digression n'est point déplacée, si l'exemple que je propose est, comme il y a lieu de le présumer, appliquable à d'autres villes.

La nécessité prouvée des hôpitaux en démontre en même tems l'utilité pour les pauvres, qui sont forcés de s'y rendre ; mais cette utilité n'est point bornée au soulagement des malheureux; ces établissemens dus à la bienfaisance & à l'humanité en deviennent en même tems la récompense : comme le sang qui va du cœur aux extrémités, & qui revient des extrémités au cœur, les dons bienfaisans du riche vont adoucir les maux du pauvre, d'où résultent des lumières pour la conservation du riche. Oui, riches bienfaisans, hommes généreux, ce malade que l'on couche dans le lit que vous lui avez fondé, éprouve à préſent la maladie dont vous ne tarderez peut-être point à être attaqués vous-mêmes; il guérira, ou périra, mais dans l'un ou l'autre événement ſon ſort peut éclairer votre Médecin, & vous ſauver la vie.

Il n'eſt aucune école de médecine, tant célebre qu'elle ſoit, qui puiſſe communiquer les lumières qu'on peut acquérir dans un hôpital bien adminiſtré. C'eſt-là que ſe voit avec ordre la réunion de toutes les maladies; c'eſt-là qu'on reconnaît les traits conſignés dans les écrits pratiques des ſages Médecins, qui ſervent à diſtinguer les maladies les unes des autres; c'eſt là que l'on en remarque les progrès, que l'on s'inſtruit de la marche & des efforts de la nature, comme de l'effet des remedes; c'eſt-là que, par l'ouverture des cadavres, on peut faire des découvertes utiles, reconnaître ſes erreurs, ou ſe fortifier dans ſes principes; tant d'avantages réunis dans les hôpitaux en démontrent trop l'utilité, pour qu'il ſoit néceſſaire d'inſiſter davantage ſur cet objet.

Je dois ſeulement ajouter que la plupart des hôpitaux manquent leur but par les vices de leur adminiſtration tant économique que médicale, ſur-tout celui de ſervir à l'inſtruction. J'ai vu un très-grand nombre d'hôpitaux, & j'ai vu dans preſque tous des abus plus ou moins dangereux. Celui où j'en ai obſervé le plus, eſt ſans concredit l'Hôtel-Dieu de Paris. J'ai cherché inutilement à m'y inſtruire; dix fois j'ai quitté & repris le projet d'aſſiſter aux viſites, toujours dans le deſir d'obſerver, au moins dans les ſalles des femmes; il ne m'a jamais été poſſible d'y ſuivre une maladie à cauſe des abus de tous les genres. Je me ſuis borné à ſuivre l'hôpital de la Charité qui eſt infiniment mieux tenu, mais où il n'y a point de femmes. L'hôpital de la Marine que j'ai deſſervi à Rochefort, avait beaucoup des vices de l'Hôtel-Dieu; les efforts que j'ai tentés pour les faire ceſſer, font partie des vues utiles que je vais expoſer dans les chapitres ſuivans.

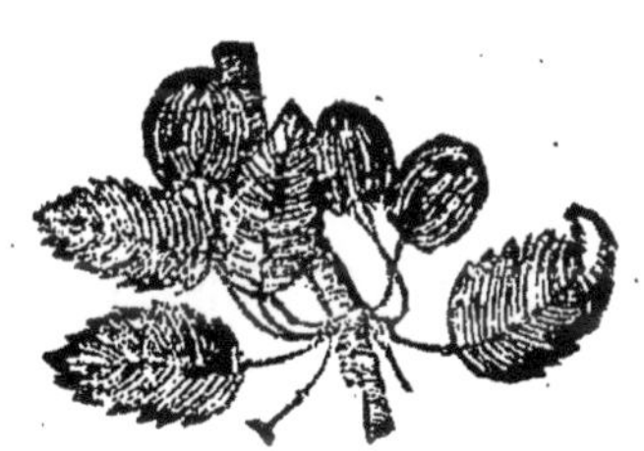

CHAPITRE II.

Du local d'un Hôpital, de ſes ſervitudes, & des diſpoſitions des Salles.

LES hôpitaux étant deſtinés à raſſembler pluſieurs malades atteints de diverſes maladies, dont quelques-unes ſont plus ou moins contagieuſes, on ne ſaurait porter trop d'attention au choix du local, à l'étendue de ces bâtimens, à leur conſtruction & à leur diſtribution, afin que cet édifice puiſſe ſervir ſans inconvénient à tous les beſoins quelques oppoſés & multipliés qu'ils puiſſent être.

Profitant des lumières que le mémoire de l'Académie royale des ſciences vient de répandre ſur ces objets, je ne puis que répéter d'après cette ſavante Compagnie, qu'il convient de préférer pour l'emplacement d'un hôpital un local écarté du bruit, iſolé de toute habitation, ſur un terrein élevé, mais à portée d'une riviere, s'il eſt poſſible; qu'il doit être placé hors des villes par préférence, ſauf à conſerver un dépôt, une eſpèce de ſecours au centre des grandes villes.

Si le choix du local d'un hôpital eſt important, il eſt auſſi eſſentiel que ſa conſtruction réponde aux besoins & pare aux inconvéniens; il faut, autant qu'il est possible, que son développement ne soit pas gêné : le mémoire de l'Académie estime que les hôpitaux des plus grandes villes doivent être capables de contenir au plus 1200 hommes ; mais il est peu de villes qui aient besoin d'un aussi grand hôpital, & en donnant pour exemple un hôpital capable de contenir quatre cens malades, c'est proposer la regle pour les hôpitaux en général, étant très aisé d'étendre ou de resserrer le local en proportion des lieux & du besoin.

Le département de la Marine vient de faire construire à Rochefort un hôpital bien fait pour servir de modèle quant à la construction : le savant Ingénieur qui en a formé & exécuté le plan, mérite les plus grands éloges. Cet hôpital est construit de manière à recevoir 800 malades en tout tems, & 1200 au besoin.

Il est situé hors les murs de la ville, sur un terrein sec, élevé & isolé de toutes parts ; il présente un édifice magnifique du sud au nord, auquel on arrive par une belle avant-cour. Le bâtiment, qui fait face à l'entrée, & que l'on peut comparer à un vaste & bel hôtel, est composé d'un rez-de-chaussée & de deux étages, dont un en mansarde; ce bâtiment comprend l'Eglise, le logement des Sœurs de charité chargées de l'entreprise de l'hôpital, ceux des Aumôniers, des

Officiers de ſanté & d'adminiſtration, ainſi que les ſalles de conſeil, d'aſſemblées & les emplacemens néceſſaires pour la lingerie & l'apothicairerie.

Les ſales des malades ſont ſituées paralellement à cet édifice, & en forment les aîles, elles y communiquent par des galeries ouvertes & couvertes; il doit y en avoir huit compoſées chacune d'un rez-de-chauſſée & d'un étage, quatre en avant de l'édifice & quatre en arrière; il y en avait ſix à peu près achevés quand j'ai quitté Rochefort au mois de ſeptembre 1785.

Les ſervitudes telles que les cuiſines, la boulangerie, la buanderie, le laboratoire, la ſalle des morts,&c. forment d'autres bâtimens iſolés & écartés des ſalles, comme du bâtiment principal. Le reſte de l'emplacementqui eſt conſidérable forme les cours, les promenades, les jardins pour l'utilité de cet hôpital & l'agrément des malades.

On voit, par cette deſcription, telle qu'il m'eſt poſſible de la donner de mémoire, vû la difficulté de parvenir à la communication néceſſaire, que cette conſtruction répond à celle que l'Académie propoſe d'après le mémoire de feu M. le Roi (1), avec cette différence que les ſalles des malades, au lieu d'être dirigées de l'eſt à l'oueſt,

(1) Ce Médecin l'a lu en 1777 à l'Académie dont il était membre.

le

le sont du sud au nord, d'où il résulte que les croisées, au lieu de donner du nord au midi, comme l'Académie le conseille, donnent de l'est à l'ouest; mais cette différence devient avantageuse à l'hôpital de Rochefort. Hippocrate (1) regarde la position vers l'est comme la plus favorable à la santé. Cette opinion a été celle de toute l'antiquité, on y a eu les plus grands égards pour choisir les emplacemens des villes & autres grandes habitations. Il est une autre raison pour la préférence de cette position à Rochefort, elle consiste dans la différence du climat, dans la nature des terreins voisins. Le climat de Paris plus froid & plus chargé d'humidités a sans doute déterminé l'Académie à préférer la position du sud au nord; mais à Rochefort, dont le climat est plus chaud, & dont les environs du côté du sud & du sud-est, ne sont que des marais pourris qui refoulent leurs exhalaisons pernicieuses, la position à l'est y devient absolument nécessaire.

Je ne présume cependant point que, ni l'autorité d'Hippocrate, ni le danger des exhalaisons soient entrés dans les vues de l'Ingénieur; s'il avait été déterminé par ces motifs, il n'aurait point présenté le corps de logis du sud au nord; il l'aurait de préférence présenté, comme les salles, de l'est à l'ouest, parce que les motifs de salu-

(1) *Hypp. de aëre, locis & acquis.*

brité doivent auſſi militer pour ceux qui, par leurs fonctions, ſont utiles & néceſſaires aux malades: les agrémens de la poſition, les commodités de l'emplacement ont ſans doute déterminé pour cette préférence qui, au ſurplus, moyennant quelques précautions, aura peu d'inconvéniens.

L'eau manquait à ce magnifique hôpital, & c'eût été un très-grand défaut, qui en aurait néceſſité l'abandon, ſi le même Ingénieur n'avait obtenu l'établiſſement d'une pompe à feu, qui éleve l'eau de la rivière, à baſſe mer, au-deſſus du niveau de l'hôpital. Cette eau amaſſée dans des réſervoirs, eſt portée dans les canaux juſqu'à l'hôpital, où elle eſt diſtribuée avec facilité & abondance par-tout où elle eſt néceſſaire. Cet établiſſement aura le double avantage de fournir à la ville toute l'eau dont elle aura beſoin pour y entretenir la propreté, un des moyens propres à diminuer l'inſalubrité, pour ſuppléer même au défaut des fontaines qui tariſſent ſouvent en été.

En propoſant cet hôpital pour modèle, je n'ai voulu que tracer l'idée que l'on doit avoir en vue pour la diſpoſition des emplacemens. Une dépenſe digne d'un Roi, ferait déplacée de la part des Adminiſtrateurs du bien des pauvres: les revenus des hôpitaux feraient détournés de leur fin principale, s'ils étaient employés à des conſtructions auſſi diſpendieuſes. Le logement des malades ne doit point abſorber les ſommes néceſſaires à leurs besoins ; il ne faut construire que pour la nécessité, & ne jamais préférer l'agrément à l'utile, & n'y avoir même d'égard, qu'autant qu'il n'en résulte aucune dépense onéreuse aux pauvres malades.

Le nombre des journées des malades reçus à l'hôpital royal de Rochefort pendant vingt ans, monte à près de deux millions (1). Ces journées ont été payées aux Sœurs de la charité, sur le pied de vingt sols (2) ; & s'il est vrai, comme on l'a assuré, que la dépense totale du nouvel hôpital aille à deux millions, il en résulte que le logement des malades coûte autant que leurs traitements [3], ce qu'il faut absolument éviter dans un hôpital de charité.

Convaincu de cette nécessité, dont l'application ne saurait être indifférente pour les hôpitaux du Roi ; consterné de voir périr dans l'hôpital de Rochefort, malgré tous mes soins, quantité de malades qu'il aurait été facile de conserver, d'y voir les maladies les plus légères devenir graves & mortelles, à raison des abus de plu-

(1) 1,878,555.

(2) Leur premier marché étant de 18 sols 6 deniers, & le second de 22 sols.

(3) L'intérêt de deux millions étant de cent mille livres, auquel il faut ajouter les frais d'entretien et de réparations.

ſieurs genres dont on ne s'appercevrait peut-être point, mais ſur-tout à raiſon du local trop reſſerré, dont tout le monde convenait; perſuadé en même temps que l'air vicié par les exhalaiſons des marais voiſins retardait & difficultait la cure des malades, dont ces exhalaiſons étaient la principale cauſe; j'adreſſai en 1762, un projet à M. le duc de Choiſeuil, par le moyen duquel, ſans augmentation de dépenſe, la plus grande partie de ces maux était évitée. Il ne s'agiſſait que d'établir un hôpital dans un lieu plus ſain, où l'on aurait traité les ſcorbutiques (1), les fébricitans réchutés, les ulcères rébelles, les vénériens & toutes autres maladies chroniques.

Je propoſai de faire cet établiſſement à Saint Savinien, bourg ſitué ſur le haut de la Charente à quatre lieues de Rochefort (2), & où l'on pou-

(1) MM. Dupui pere & fils, qui ont exercé la médecine dans l'hôpital pendant 80 ans, prétendaient que peu de malades étaient exempts du ſcorbut; & M. Dupui fils, encore vivant, Chevalier de Saint Michel & premier Médecin de la Marine, a toujours dit, & il a ſigné dans le mémoire oppoſant, qu'il a fourni à M. le Duc de Choiſeuil, qu'il n'avait jamais vu guérir des ſcorbutiques dans l'hôpital; cependant il a conclu dans ce même mémoire à ne point les éloigner, & à établir à Rochefort un hôpital pour les ſcorbutiques incurables.

(2) La population de ce bourg était en 1762 de 1500

vait conduire les malades à chaque marée, plus ou moins vîte, ſelon la force des vents ou celle des rameurs.

L'entrepreneur avait donné ſa ſoumiſſion de fournir le local & tous autres emménagemens à ſes frais, moyennant vingt ſols par jour, aux conditions contenues dans le marché des Sœurs de la charité. Le local de l'hôpital exiſtant à Ro-

ames; il s'y trouvait 59 perſonnes vieilles, dont 21 de 80 à 100 ans, & les 38 autres de 70 à 80. Par le recenſement que le Curé m'a procuré, il y a eu cette même année 45 morts, dont la moitié d'enfans en bas âge, & dans l'autre moitié il y en avait dix âgés de 75 à 80 ans: par le recenſement fait dans la même année à Rochefort, tant au bailliage de la ville qu'aux paroiſſes, on trouve 665 morts, & en y ajoutant 550 réſultant du relevé des perſonnes mortes à l'hôpital de la Marine, c'eſt 1215 morts. En ſuppoſant la population de cette ville portée au plus haut à 18 mille ames, on voit que, proportion gardée, le nombre des morts dans cette année ſans épidémie, y a été trois fois plus conſidérable qu'à Saint Savinien; cependant malgré cette différence, & celle des vieillards, malgré les avantages qui réſultent de la poſition de ce bourg, & de la nature de ſon ſol, la meilleure qualité de ſes eaux, ſa plus grande diſtance des terreins vaſeux & marécageux, M. Cochon Dupui, premier Médecin de la Marine, a aſſuré à M. le Duc de Choiſeuil, dans le mémoire qu'il oppoſa, que l'air de Saint Savinien était auſſi inſalubre que l'air de Rochefort.

chefort se serait trouvé, par ce moyen, plus que suffisant pour les maladies aigues & les blessés qu'on aurait dû y garder : le bien que l'on s'est proposé plus de vingt ans après, par la construction du nouvel hôpital, aurait dès-lors eu lieu avec beaucoup plus d'avantage (1).

M. le duc Choiseuil agréa le projet, il manda qu'il en desirait l'éxécution; mais la rivalité ou peut-être seulement une erreur d'opinion le fit avorter. On a prétendu y suppléer par des moyens trop petits pour l'objet; le mal a continué, & l'on s'est trouvé enfin forcé à la dépense du nouvel hôpital que l'exécution de mes vues aurait rendu inutile. Le Ministre a bien voulu me remercier, ce qui n'a pu compenser les tracasseries que cette demande zélée m'a suscitées.

J'ai crû cette digression nécessaire pour mieux faire sentir la nécessité d'éloigner les malades de l'air qui cause leurs maladies, mais cette circonstance exceptée, l'hôpital du lieu suffira, & le plan que je viens d'indiquer sera toujours convenable, moyennant d'en proportionner les dimensions & emplacemens au besoin ordinaire.

Ainsi d'après l'avis de l'Académie & l'exemple

(1) Le nouvel hôpital remédie pafaitement aux vices du local trop resserré de l'ancien, mais il ne peut obvier aux inconvéniens de l'air marécageux du pays.

proposé, il suffira pour un hôpital de 400 malades, de construire deux corps-de-bâtiments isolés sur le devant, un sur chaque aile du bâtiment principal & deux sur le derriere; que chaque bâtiment soit composé de deux salles, une à rez-de-chaussée & l'autre au-dessus; que chaque salle ait 150 pieds de long sur 24 de large, & 18 de hauteur. Si on n'était point gêné pour le développement on pourrait ne faire qu'une salle à rez-de-chaussée, en lui donnant 50 toises de longueur au lieu de 25.

Si la longueur de ces salles ne convenait point à l'emplacement ou par d'autres raisons, on pourrait les construire à volonté en observant les proportions susdites.

Les salles de 25 toises de longueur que je crois les plus convenables, contiendront chacune 50 lits, 25 de chaque côté. Dans un cas de très-grande nécessité, on pourra, comme le dit l'Académie, placer un troisieme rang de lits selon leur longueur dans le milieu, ce qui rend ce local susceptible de contenir 600 malades; on ne saurait cependant trop répéter que l'on ne doit point compter sur cette ressource, qu'il est toujours triste d'être obligé d'employer, même dans la plus grande nécessité, parce que la pureté de l'air, la propreté & la facilité du service ne peuvent que beaucoup perdre par ce troisieme rang de lits.

En me propoſant de traiter de tout ce qui eſt relatif au meilleur être des malades dans les hôpitaux, je n'ai pû me diſpenſer d'être l'écho de l'Académie dans les objets dont elle a parlé. Cette ſavante compagnie eſt inſtituée pour inſtruire, & ſes inſtructions ne ſauraient être aſſez répétées. Je dirai donc encore avec l'Académie, ce que j'ai autrefois penſé & écrit aux Magiſtrats, qu'il faut que le local ne ſoit jamais reſſerré, que l'air puiſſe s'y renouveller & s'y conſerver le plus pur qu'il eſt poſſible; que le ſervice ne doit jamais y être gêné; que l'entaſſement des malades y cauſe preſque toujours des contagions funeſtes, des fiévres peſtilentielles très meurtrières; que chaque malade doit être couché ſeul & à l'aiſe: je dirai que les ſalles pour bien être aërées doivent être cloſes, de manière que les portes & les fenêtres ſoient autant de canaux par leſquels l'air entre & ſorte à volonté; que pour faciliter l'iſſue des miaſmes qui vicient l'air ſupérieur, les croiſées doivent être plus élevées que les lits des malades, & monter juſqu'à la hauteur du plancher; que ce plancher ſupérieur doit être plafonné; que le plancher inférieur ſoit dallé en pierres, ou du moins bien carrelé; que les murailles de l'intérieur des ſalles ſoient plâtrées & blanchies à la chaux vive, que ce blanchiſſage ait lieu chaque année au printems; qu'autant qu'il ſerait poſſible & néceſſaire les caves ſoient voûtées & placées ſous les ſalles des malades ; que les latrines ne ſoient point éloignées des ſalles, ſans y être jointes que par un corridor, qu'elles ſoient bien aërées & bien dallées en pente, qu'il y en ait une pour chaque ſalle, que les ſieges en ſoient commodes; que les latrines, leurs foſſes & tous autres égoûts aboutiſſent, s'il eſt poſſible, par des acqueducs, à quelque riviere ; que toutes ces ſervitudes ſoient faciles à laver & à nettoyer.

Quant aux autres ſervitudes telles que buanderie, cuiſines, bûcher, ſalle des morts, on les doit écarter du logement principal & des ſalles des malades, ſelon le plan de l'hôpital de Rochefort, autant qu'il ſerait poſſible & néceſſaire. Je ne parle point de la boulangerie, parce que ſoit en régie, ſoit à l'entrepriſe, il ſerait plus avantageux de faire un arrangement avec un ou pluſieurs boulangers de la ville. J'eſtime encore qu'il ſerait plus utile de ſubſtituer à cet emplacement l'établiſſement de deux ſalles pour 25 lits chacunes, & qui reſteraient deſtinées aux maladies dont la communication ſerait à craindre.

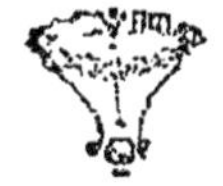

CHAPITRE III.

De l'ameublement nécessaire à un Hôpital.

L'Hôpital étant construit, il faut avant d'y recevoir les malades qu'il soit pourvû de tout ce qui est nécessaire à leurs besoins. La régle à cet égard ne doit pas être prise d'après les hôpitaux richement rentés, dont le luxe (1) est bien moins louable que cette sage conduite, qui en retranchant les inutilités fait multiplier les secours. Ce sont les hôpitaux militaires, ceux de marine sur-tout, qui doivent servir de modèles ; je n'y ajouterai que ce que mes connaissances, d'après mes voyages & mon expérience, m'ont fait regarder comme indispensable ou fort avantageux, sans entraîner de grands frais.

La raison & l'humanité ayant fait connaître & admettre la nécessité de coucher chaque malade séparément, il faut 400 lits dans un hôpital capable de recevoir 400 malades ; chaque lit de trois pieds de large, sera composé d'un bois de

(1) Tel est l'hôpital Comtesse à Lille en Flandre, où les malades sont servis en argenterie.

lit à quatre piliers avec roulettes, il sera élevé de terre de 15 pouces, le tout de bois de chêne ou de noyer bien conditionné (1).

Le ciel de lit sera formé de deux bandes du même bois, qui se croiseront dans le milieu & y seront percées pour y pouvoir attacher, d'une manière solide, un cordon de laine pour aider les malades à se lever ou à s'asseoir.

Chaque lit aura des rideaux bien fermants de Cadis ou autres étoffes convenables (2) en hyver, & de toile forte en été : le ciel & les pentes seront de même.

Il serait utile que ces tentures & les bois de lits soient de couleur différente dans chaque salle, & que les salles portent le nom de cette couleur. Ce serait le moyen de parler aux yeux, de faciliter les recherches, d'éviter mieux les qui-proquo; cette précaution, qui paraîtra plus utile par ce que j'ai à dire dans la suite de cet essai, n'est d'ailleurs point dispendieuse.

---

(1) Je ne propose point des lits de fer, parce que leur principale utilité qui consiste à ne point donner retraite aux insectes, peut être compensée par les soins qui seront indiqués à la suite de cet essai, & que l'on évite une grande dépense.

(2) La siamoise de la Porte suffirait pour les deux saisons, & cette étoffe qui est de durée n'est point chère.

On placera à la tête de chaque lit, d'une manière commode pour les malades, une planche ſuffiſamment large pour y placer les vaſes ou autres uſtensiles dont ils peuvent avoir beſoin.

Chaque lit doit être numéroté d'une manière très apparente.

Ils doivent être éloignés l'un de l'autre de 3 pieds.

Fourniture des lits.

La fonçure des lits ſera un cadre bien ſanglé, ce qui rendra le lit moins dur, moins facile à ſe déranger, plus aiſé à faire & à nettoyer ; cette dépenſe n'eſt qu'apparente, elle eſt compenſée, & avec profit, par la moindre quantité de paille : une demi-paillaſſe ſuffira ; il ne faudra pour chaque paillaſſe que 16 à 20 livres de paille, au lieu de 40 à 45, que preſcrit l'Ordonnance militaire.

Chaque lit, outre la paillaſſe & le cadre ſuſdit, ſera garni de deux matelas, l'un de crin, l'autre de laine de bonne qualité, d'un chevet ou traverſin & de deux couvertures de laine.

Les paillaſſes & matelas ſeront de l'étendue intérieure du lit.

Le matelas ou ſommier devra peſer au moins 20 livres, celui de laine 22 à 24 livres, ſans la toile qui doit être leſſivée.

Le chevet ou traverſin doit être de plumes enveloppées d'un bon coutil, & du poids le tout enſemble de ſix à huit livres.

Chaque couverture aura neuf pieds de long ſur cinq pieds ſix pouces de large.

Il y aura pour chaque lit trois paires de draps, chaque drap de dix pieds de long, & deux lés ſur trois quarts de large.

Il faudra pour chaque malade trois ſerviettes pour ſervir à les eſſuyer, ou à leurs autres beſoins particuliers.

Fourniture du corps des Malades.

L'utilité de l'exercice pour chaque malade en état d'en profiter, celle d'une tranſpiration non interrompue pour tous, la néceſſité du changement de linge après la ſueur, m'ont fait juger que l'économie était portée trop loin ſur les articles qui concernent le corps des malades, c'eſt-à-dire leurs vêtemens dans l'hôpital. J'opine donc à ſouhaiter qu'il y ait pour chacun ſix chemiſes, ſix coëffes de bonnet, deux bonnets de laine.

J'inſiſte encore beaucoup pour que chaque malade ait une capotte de drap de la couleur de la ſalle, & qu'on ajoute trois paires de bas de laine pour chacun.

Fournitures néceſſaires dans les ſalles.

Les croiſées que nous déſirons être placées de chaque côté des ſalles ſeront munies de rideaux d'étoffe convenable & de la couleur des lits, avec les cordons & reſſorts néceſſaires pour ouvrir & fermer les fenêtres à volonté, & pour faciliter le jeu des rideaux, soit pour garantir du soleil, soit pour ventiler l'air (1).

Le froid parvenu à un certain point étant nuisible, il faut procurer à chaque salle le dégré de chaleur convenable.

Pour y parvenir, il est indispensable d'établir dans chaque salle un nombre suffisant de poëles de fonte ou de fayance, qui seront chauffés par préférence avec du bois.

La chaleur convenable à la chambre des malades est fixée par le thermometre de M. de Reaumur au dix-huitiéme dégré. Je crois cependant plus salutaire de ne chauffer les poëles que pour procurer aux salles un dégré de chaleur qui ne soit pas au-dessous du douziéme & qui n'excède pas le quinziéme (2). C'est à mon avis la température qui convient au plus grand nombre des malades d'un hôpital. Le temps de chauffer les poëles & la graduation du feu seront indiqués par un ou deux thermometres placés au milieu ou à certaines distances l'un de l'autre suivant la longueur des salles.

Le soin de cette direction étant essentiel, il sera confié à celui des officiers de santé qui sera de garde dans la salle : il inscrira sur son cahier de service les variations du thermometre observées trois fois le jour, le matin, à midi &

(1) On ne propose point les ventilateurs parce que les précautions indiquées dans cet ouvrage peuvent suffire, sans recourir à ces moyens dispendieux, qui ne sont d'ailleurs point sans quelques inconvéniens : des ciels de lits qui s'ouvriraient à volonté équivaudraient.

(2) M. Tissot, dans un traité sur l'établissement d'un hôpital de clinique, à la page 148, porte la réforme plus loin ; il y dit : « il est à souhaiter que le thermometre ne soit jamais au-dessus » de dix ou onze dégrés du thermometre de Reaumur ».

le ſoir. Il ſerait utile pour une plus parfaite inſtruction qu'il y ait au dehors de la ſalle, ou au moins d'une ſalle à l'air extérieur, un autre thermometre; il ſerait également utile que ces thermometres ſoient accompagnés d'un barometre. Les comparaiſons rendraient les obſervations de ce genre plus généralement utiles. Si elles étaient faites par-tout le Royaume avec exactitude, ſelon le plan du P. Cotte, & conformément à celles faites par M. Boucher dans l'hôpital de Lille & à celles du journal de Paris, on en retirerait en peu d'années des connaiſſances propres à perfectionner la médecine & l'agriculture.

Quant au nombre des poëles, je penſe que pour la plus grande régularité & facilité, il faudrait en placer deux dans une ſalle de 50 malades, & trois dans celle de 100; il eſt néceſſaire que ces poëles ſoient conſtruits de maniere qu'ils puiſſent en même tems ſervir à tenir chaudes l'eau & les tiſannes ſi elles ſont preſcrites telles.

Les malades faibles ou gravement attaqués ne pouvant aller aux latrines, tous autres malades ne pouvant y aller de nuit, il eſt néceſſaire de placer dans chaque ſalle, de diſtance en diſtance, une chaiſe percée: il en faut douze pour une ſalle de 50 malades, ſix de chaque côté. Ces chaiſes percées doivent être faites de bois de chêne ou de noyer & bien cloſes; les vaſes doivent être de fayance ou de terre bien verniſſée; il y ſaut de plus cinq urinoirs de fer-blanc pour être diſtribués au beſoin.

Le but que je me ſuis propoſé dans cet Eſſai n'étant relatif qu'à ce qui intéreſſe eſſentiellement le ſervice des malades & leur bien-être, je paſſe ſous ſilence tout ce qui dans l'emménagement d'un hôpital n'a rapport qu'aux beſoins de l'adminiſtration & de la manutention. Il eſt cependant parmi ces détails quelques-uns plus directs au ſervice des malades, tels que ceux de la pharmacie, chirurgie, & ceux qui concernent la ſubſiſtance des malades. J'aurai occaſion d'en parler dans les chapitres ſuivans.

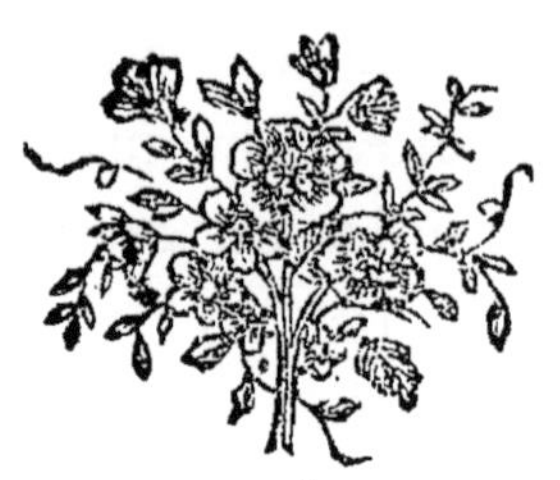

CHAPITRE

CHAPITRE IV.

De la régie & de l'entreprise d'un Hôpital.

Les besoins des malades exigent plusieurs sortes de services tous relatifs, mais distincts : ceux qui concernent leur subsistance & leur traitement sont les premiers auxquels il faut pourvoir avec une sage économie qui doit être le but de toute administration régulière.

Les deux moyens connus pour remplir ce but, sont la régie & l'entreprise ; ils ont chacun leurs avantages & leurs inconvéniens.

La régie parait d'abord mériter la préférence, en ce qu'elle fait espérer que moyennant une administration régulière, toute la dépense est employée pour les malades, que personne n'y profite qu'eux.

L'entreprise offre un aspect tout opposé ; il faut que celui qui s'en charge y trouve un bénéfice, & ce bénéfice, quelque modéré qu'il soit, est une diminution sur le revenu appartenant aux malades. On est même fondé à croire que tout entrepreneur uniquement occupé du bénéfice, profite des abus du marché ou du défaut de surveillance pour s'enrichir au préjudice des malades.

La spéculation devrait donc faire pancher la balance en faveur de la régie, si la pratique ne la contredisait pas.

La régie, pour apporter une économie désirable, ne doit être confiée qu'à des personnes très-désintéressées, d'un zèle rare & d'une probité austère, qui réunissent à ces qualités une prévoyance aussi étendue que le sont tous les besoins des malades, un amour infatigable du travail & une santé assez robuste pour s'y livrer sans relâche. Il faut que ces personnes, très-difficiles à trouver, soient nourries, logées & salariées d'une manière convenable; sans ces conditions on sent tout le danger qu'il y a que l'économie que l'on se propose par la régie ne soit qu'illusoire, & ne tourne qu'en perte ou en dissipation.

L'Hôtel-Dieu de Paris & l'Hôpital Royal de la Marine de Rochefort mettent en évidence les inconvéniens de la régie.

Les Religieuses ainsi que les Sœurs Grises qui desservent l'un & l'autre hôpital, ont bien les vertus désirables; mais à défaut de forces naturelles, à défaut de connaissances suffisantes, peut-être même à cause d'une probité trop confiante, suite ordinaire de la vertu sans expérience, elles n'ont pu empêcher la confusion, le désordre, la dissipation. Il n'est point d'hôpital où il soit péri tant de malades, proportion gardée (1), & où ils ayent autant coûté soit pour guérir, soit pour mourir.

(1) D'après les renseignemens pris dans les trois ports

On m'opposera un exemple peut-être unique du contraire, celui de l'hospice Saint Sulpice. Je sais que cet hôpital est administré avec économie, que la journée des malades ne monte qu'à dix-sept sols. Il pourrait servir d'exemple, s'il était possible ~~de pouvoir~~ y exécuter dans les grands hôpitaux ce qui se pratique dans cet hospice.

---

du Roi, sur 20 ans, on trouve le résultat suivant. Le port de Brest sur 4,685,788 journées de malades a eu 14,239 morts; celui de Toulon sur 1,406 839 en a eu 2,238; celui de Rochefort sur 1,878,555 en a eu 10,760.

L'Académie ne porte le nombre des morts qu'à un sur cinq malades; l'hôpital de Rochefort présente à peu près le même résultat; mais ce calcul n'est point juste, parce que les malades qui meurent sont entrés plusieurs fois dans l'un & l'autre hôpital. A Rochefort plusieurs y entrent trois fois & plus avant de mourir, quelques-uns vont mourir dans d'autres hôpitaux. Il en doit être à peu près de même à l'Hôtel Dieu de Paris.

M. Lucadou, Médecin de la Marine, à Rochefort, dans un traité sur les maladies de ce pays imprimé cette année, dit qu'il est mort plus de 3,000 personnes à Rochefort en 1780. D'après les renseignemens que les curés des paroisses m'ont donnés, il résulte qu'il est mort dans la ville & les fauxbourgs 1373 personnes; c'est donc plus de 1625 morts dans l'hôpital seulement, perte excessive, si l'on fait attention qu'il y entre très-peu de vieillards, point de femmes ni d'enfans en bas âge. Le nombre des enfans fait cependant le tiers des morts de la ville & des fauxbourgs.

L'intelligence de la dame fondatrice qui surveille perpétuellement cette administration, qui en fait son plaisir & sa gloire, qui anime de son feu charitable tous les individus qu'elle a attachés à ce service, & qui d'ailleurs éprouvent les effets de sa bienfaisance ou espérent de sa protection, contribue infiniment à la grande économie qui regne dans cet établissement naissant. Le service de la pharmacie & celui de presque toute la petite chirurgie (1), celui des infirmiers même confiés tous aux seules Sœurs de la Charité, sont des moyens qui amenent l'économie; mais ces moyens seraient-ils pratiquables dans un hôpital considérable? ne seroit-il pas même imprudent d'y continuer cet usage dans ce même hospice, quand sa bienfaitrice cessera d'y surveiller?

Je pense donc que cet hospice, quoiqu'en régie, peut servir de preuve contre les régies ordinaires, qui se sont toutes ĕcartées des vues d'économie qui les avait fait préférer. J'ajouterai que la surveillance des hôpitaux en régie n'est jamais fort stricte, parce que l'on se défie peu des personnes qu'on a connues pour honnêtes & que l'on croit

(1) Une Sœur de cet hôpital où je suis allé ces jours passés m'a assuré qu'il n'y avoit point de garçons apoticaires, qu'il n'y avoit qu'un seul garçon Chirurgien, & que pour tous leurs services elles n'avaient que deux domestiques.

toujours zélées & désintéressées ; quel désavantage ne résulterait-il pas du contraire ?

Les inconvéniens réels de l'entreprise se réduisent à la seule soustraction de la somme bénéficiée par l'Entrepreneur ; mais cette somme est en partie compensée par la suppression de celle nécessaire pour la subsistance & le salaire du Régisseur. Le surplus serait perdu par le peu d'intérêt que ce dernier a dans les achats & dépenses. Il est rare que l'on se fatigue autant pour les intérêts d'un tiers que pour les siens propres ; c'est une vérité de pratique presque incontestable.

On peut considérer l'hôpital de la Charité de Paris comme un hôpital qui serait à l'entreprise. Les Religieux qui le desservent profitent de tout ce qu'ils peuvent économiser ; cependant cet hôpital est desservi avec zele & désintéressement, les malades n'y manquent absolument de rien ; la charité & la gloire animent ces Religieux, dont l'exemple est à proposer pour toutes entreprises de ce genre.

Je sais que des Entrepreneurs ordinaires ne peuvent leur être assimilés entièrement. Je conviens que la plupart de ces Entrepreneurs ne recherchent ces entreprises que pour y profiter, quelques-uns même au préjudice des malades ; mais je sais aussi que par un marché bien conditionné & surveillé exactement, l'Entrepreneur ne peut avoir de profit que celui que lui méritent ſes ſoins, ſa vigilance & ſa fidélité, & que ce profit n'eſt jamais onéreux aux malades.

J'ai vu pluſieurs autres hôpitaux, les uns en régie, les autres à l'entrepriſe; ces derniers ont toujours été les plus réguliers & les moins diſpendieux.

J'ai rempli les fonctions de Médecin dans l'hôpital de l'ambulance à l'armée d'Allemagne, ſous les ordres de M. le Maréchal d'Etrées. Cet hôpital était en régie, les malades y manquaient de beaucoup de choſes, ſoit en certaines nourritures ſoit en médicamens. L'état de conſommation était rédigé ſur ce que j'ordonnais à ma viſite; mais il s'en fallait beaucoup que ce que je preſcrivais fût exactement donné: & j'avais pour cette raiſon refuſé de ſigner la totalité de ces états qui n'a pas moins été payée. L'entrepriſe aurait rendu cet abus impoſſible.

L'hôpital royal de la Marine de Rochefort régi d'abord par les Sœurs de charité, aux dépens du Roi, leur a été donné à l'entrepriſe, ſous le miniſtère de M. Berryer. J'ai été Médecin de cet hôpital pluſieurs années dans l'une & l'autre époque, je puis donc en parler avec connaiſſance de cauſe. Je ne parlerai point à préſent des abus en tous genres que j'ai toujours vu régner, il en ſera traité à l'occaſion dans les chapitres ſuivans; je me renfermerai dans celui-ci à n'enviſager que l'économie réſultante de l'une & de l'autre administration, & du plus ou moins de difficulté que chacune présente dans son exécution.

La journée des malades a été portée par M. Berryer à 18 sols 6 deniers ; & depuis quelques années, à 22 sols. Ce prix qui est très-avantageux, est cependant inférieur à celui de la régie, pendant laquelle chaque journée de malade revenait à 30 sols environ.

On a crié long-tems contre cet utile changement; toute la Marine militaire & administrante se persuadait que l'humanité y souffrait. Cependant, à la soustraction de quelques anciens abus près, qui ont été remplacés par d'autres, j'ai vu que tout est resté dans le même état à peu près.

J'ai vu pourtant avec satisfaction que ce changement avoit rendu les Sœurs de charité plus exactes à faire observer le régime prescrit aux malades, parce qu'il était de leur intérêt de s'y conformer. J'ai vu avec la même satisfaction qu'on est alors parvenu à faire supprimer l'usage immémorial de donner lagigodaine (1) aux malades, usage pernicieux que l'on disait impossible

(1) C'était un potage fait de tous les restes que laissaient les malades, qu'on leur distribuait tous les matins avant l'heure de la visite, ce qui étouffait les uns & empêchait les autres de recevoir les secours souvent nécessaires au moment; cet usage a cessé parce que les malades ne mangeant gueres au-delà de l'ordonnance, il n'y avait point de restes.

à détruire. J'ai encore vu enfin exécuter le desir que j'avais toujours montré de garder les malades jusqu'à guérison, ou jusqu'à une convalescence assurée [1]. Ces changemens ajoutés à l'économie qui résultait de l'entreprise, sont déja assez importans pour lui mériter la préférence sur la régie.

Je conviens néanmoins qu'il y a eu quelques douceurs perdues pour les malades; on leur donnait du rôti tous les soirs, ils n'en ont que très-rarement; on donnait à quelques-uns un peu de confitures ou un biscuit; mais il était aisé de faire accorder ces douceurs par le marché, si on les avait jugées nécessaires, le prix était assez fort pour les continuer.

On donnait encore, lors de la régie, du vin de Bordeaux à plusieurs malades, on ne leur donne à présent que du vin de Saintonge. Les Sœurs de charité profitent en cela des conditions de leur marché, qui laisse à leur volonté le choix du vin; ce marché va finir, il sera sûrement aisé de réformer cette clause sans augmentation de prix, celui de 22 sols actuellement accordé, étant très-avantageux à tout Entrepreneur.

---

(1) Les malades sortaient quand ils le voulaient, mes collegues croyaient cette liberté nécessaire. Les exeat n'ont été établis par ordre qu'après l'entreprise, mais les Sœurs commmençaient à s'y prêter déjà dès leur marché.

Le gouvernement a déja reconnu que chaque journée de malade, couché ſeul & bien ſoigné, ne devait coûter que 20 ſols; je regarde ce prix comme ſuffiſant, ſur-tout à Rochefort, où le vin, l'eau-de-vie, le ſel, le bois, la viande ſont à plus bas prix qu'à Paris. La viande qui fait un article important, n'y coûte que ſix ſols la livre, tandis qu'elle coûte à Paris communément onze ou douze ſols, & même 15 ſols, ſi on la veut ſans réjouiſſance & avec choix.

Indépendamment de l'économie qu'il eſt plus aiſé d'eſpérer en mettant les hôpitaux à l'entrepriſe, il ſuffirait pour la préférer à la régie que l'adminiſtration en devienne plus facile & plus ſimplifiée.

L'entrepriſe n'offre aux Adminiſtrateurs, le marché étant bien fait, qu'un compte à examiner, celui des journées, & une inſpection à ſoutenir pour s'aſſurer ſi les conditions du marché ſont bien remplies. Un coup d'œil ſuffit, comme on le verra dans le 9e. Chapitre, pour les éclairer ſur ces objets. Il n'en eſt pas à beaucoup près de même de la régie; il faut une ſurveillance continuelle, une attention ſcrupuleuſe pour allier les vues de charité avec celles de l'économie; il faut ſe garder contre les erreurs, la négligence & l'improbité des ſubalternes; il faut une manutention d'écriture pénible & diſpendieuſe. Indépendamment de tant de difficultés, la régie ne néceſſite-t-elle pas à des entrepriſes particulières, ou du moins à des marchés qui forcent à faire bénéficier plus ou moins ceux qui en ſont chargés par les Adminiſtrateurs ?

La régie dont les Sœurs de charité étaient chargés à Rochefort, obligeait l'adminiſtration à quantité de marchés particuliers. Il y en avait deux principaux, celui pour la ſubſiſtance qui allait de 13 à 14 ſols par journées ; l'autre pour la fourniture des drogues payées beaucoup au-delà de leur valeur ; il y en avait un 3e. pour les uſtenſiles de tout genre, & chaque fois qu'il fallait ou du linge vieux, ou du neuf, ou des couvertures, des rideaux, des matelas, des draps de lits, des chemiſes & tous autres beſoins ordinaires & extraordinaires des malades, on recourait à de nouveaux marchés ; ce qui multipliait les écritures, les comptes, les beſoins d'inſpection; il était tems que toute cette forme diſpendieuſe & compliquée fût remplacée par un marché général qui pût réunir la ſimplicité à l'économie. Tel ſera toujours le fruit d'une adjudication ſagement ordonnée & ſoigneuſement ſurveillée.

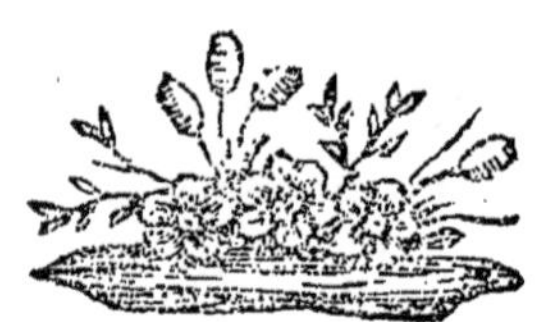

CHAPITRE V.

Des conditions les plus essentielles au marché pour l'entreprise d'un Hôpital.

LA grande attention que le département de la guerre a apportée sur cette partie, ne laissant rien à desirer, je ne puis que conseiller de prendre pour modèle le marché général qui a été passé en 1781, pour tous les hôpitaux militaires du Royaume ; mais avec les exceptions qui conviennent au projet de coucher chaque malade séparément (1), & aux circonstances différentes des lieux & des ressources.

L'emménagement dont j'ai donné le détail au Chapitre troisieme, occasionne une dépense d'environ cent mille francs pour un hôpital de quatre cent malades.

Ces effets peuvent être considérés comme un immeuble, vu l'usage d'en payer à la fin du marché la moins value, ou d'en recevoir la plus value, s'il y en a. Sur ce pied, l'intérêt de cette avance à 5 pour 100, qui est de 5000 liv.

(1) Par ce marché ils sont deux dans un lit.

doit être réparti ſur 400 malades ; ce qui porte la dépenſe annuelle pour cette fourniture à 12 livres dix ſols par an & à un peu plus de 8 deniers par jour. Cette conſidération doit influer ſur le prix du marché.

L'hôpital ſera donné à l'entrepreneur tout emménagé, ou il ſera tenu de cet emménagement à ſes frais. Dans le premier cas, il eſt néceſſaire que cet Entrepreneur fourniſſe une caution ſuffiſante pour répondre de ces effets & de la régularité & continuité du ſervice ; dans le ſecond cas, il ſemble que toute caution eſt inutile, au moins après l'emménagement exécuté.

Soit que l'entrepreneur fourniſſe ces effets ou non, il doit être tenu de les maintenir en bon état pendant la durée de ſon marché, afin que les malades ne ſouffrent point par un mauvais entretien. On n'eſt pas trop en garde contre les ruſes qui ſe pratiquent à cet égard. Il eſt des entrepreneurs qui ayant tout reçu en bon état au moment de leur entrepriſe, négligent ou retardent les réparations convenables, & attendent à-peu-près le terme de l'expiration de leur marché, ſur-tout s'ils doivent le laiſſer, pour faire les réparations. L'adminiſtration n'y gagne rien, & les malades y ont perdu. D'autres Entrepreneurs tâchent de ſe faire favoriſer par les perſonnes prépoſées à l'eſtimation : ce qui a lieu quelquefois, quand ce n'eſt point un autre Entrepreneur qui ſuccede, quand les effets reſtent dans le pouvoir d'un corps d'adminiſtration.

On peut empêcher ces déſordres par une grande attention & en ajoutant aux marchés la clauſe que toutes les fournitures ſeront vérifiées tous les ſix mois, & réparées ſelon le beſoin dans tel délai preſcrit.

Tous les beſoins des malades, en linge, vêtemens, habillemens, & alimens, tous les frais relatifs, tant de nuit que de jour, & en toutes ſaiſons, doivent être à la charge des Entrepreneurs; il conviendrait d'en excepter tous les médicamens, tant ſimples que compoſés, ainſi que les inſtrumens de chirurgie. Il eſt également eſſentiel qu'aucun Officier de ſanté ne ſoit à leur charge ni ſous leur dépendance. Cette précaution devrait même s'étendre juſqu'aux infirmiers; moins on eſt élevé, plus on eſt aſſervi à ceux de qui on tient ſa ſubſiſtance.

Les obligations de l'Entrepreneur doivent être clairement exprimées; tout ce qui ne peut être que ſous condition doit dépendre du principal Officier de ſanté ou d'adminiſtration, dont l'objet eſt dans l'eſpece de ſon ſervice. Le changement, par exemple, de draps, de linge, la fourniture de charpie, bandes, dont il eſt ordinaire de fixer les tems, les quantités, ſous la réſerve de réitérer plus ou moins, ſelon le beſoin, doivent être réglés, en cas de difficulté, par l'Officier ſupérieur de ſanté ou le ſubalterne, qui ſe trouve de garde dans la ſalle. Il en doit être de même de tous autres objets du ſervice.

Il ne me reſte qu'à traiter du prix qu'il convient d'accorder, pour que l'Entrepreneur ne puiſſe jamais alléguer qu'il eſt en perte, & qu'au contraire, il ſoit aſſuré d'un profit honnête qui le mette en état de bien remplir ſes obligations.

Si l'entrepreneur ſe charge, à ſes frais, de l'emménagement, ſi les Officiers ſubalternes de ſanté, les infirmiers & les médicamens ſont à ſa charge, il convient de lui accorder vingt ſols pour chaque journée de malade ; s'il n'en était pas chargé, ce ſerait aſſez de dix-ſept ſols, moyennant l'exemption des droits pour tout ce qui concernerait ſon entrepriſe. Si l'emménagement était à ſes frais, ſans autre charge, on porterait la journée à dix-huit ſols.

J'eſtime devoir accorder un ſol par chaque journée de malade pour les fournitures & autres charges, quoiqu'il ſoit démontré que cette dépenſe ne va qu'à huit deniers ; mais j'ai eu égard au nombre des malades qui étant au plus de 400, peut ſouvent être moindre.

L'adminiſtration ne ſaurait être trop en garde contre les réclamations des Entrepreneurs tendantes à indemnité, ou à augmentation. Le prix des journées à 20 ſols eſt plus que ſuffiſant par tout le Royaume, parce que ſi quelque contrée éprouve plus de cherté dans une denrée, elle trouve une compensation dans quelqu'autre ; & il ne peut y avoir de juste demande en indemnité, à moins de quelque événement de force majeure, que la raison & la justice ont toujours pris en considération.

Les Sœurs de charité de Rochefort voulaient abandonner leur marché en 1782, elles prièrent avec instance le Ministre de la Marine de résilier leur marché qu'elles avaient alors sur le pied de dix-huit sols six deniers; pour les engager de continuer, on leur accorda vingt-deux sols pour le même marché : alors elles ont consenti de rester. Elles ne bénéficiaient gueres que de 2 sols par journée, ce qui pouvait leur procurer quatorze à quinze mille livres par an (1); l'augmentation de trois sols six deniers qu'elles ont obtenue, leur procure un bénéfice de 70 livres de plus par journée, qui, ajoutés aux 40 livres, fait par jour 110 livres, & par an 40,150 livres; bénéfice que l'esprit de leur état les portera sans doute à remettre au gouvernement, ou du moins à améliorer considérablement l'état des malades qui leur sont confiés.

Le profit de deux sols sur le marché, à raison de 18 sols 6 deniers, se démontre par le fait & par le calcul.

---

(1) Le nombre moyen des malades est prouvé de 400, d'après les états de la Marine considérés pendant vingt années de 1764 à 1784.

M. Delatouche de Tréville commandant la Marine à Rochefort, me fit l'honneur de m'écrire, le 15 novembre 1782, que le département espérait conserver les Sœurs grises; il m'ajouta que le remboursement des effets des Filles de charité montait à 200,000 livres. La propriété de pareils effets n'a pu être que le fruit de leurs bénéfices pendant les dix-huit ans qu'elles avaient géré l'hôpital; c'est à-peu-près 11,000 livres par an, ce qui, joint à leur dépense personnelle, complette les 15,000 liv. profit de 2 sols.

La dépense journaliere pour chaque malade, telle que l'exigeaient les conditions du marché, prouve évidemment le profit susdit de 2 sols par jour sur chacun (1): en voici l'apperçu.

Pour la ration.	Une livre de viande. . .	5. s.
	Une livre & demie de pain.	3 id. 3 d.
	Une chopine de vin. . .	2 id.
		10 s. 3 d.
Pour le bois, la lumière, le charbon.		1 s.
Le blanchissage.		1 s.
Entretien & dépérissement des effets. . .		1 s.
Pour les Officiers subalternes de santé & infirmiers.		1 s. 3 d.
Pour les médicamens..		2 s.
TOTAL. . . .		16 s. 6. d.

(1) D'après les états de la Marine il résulte qu'il y

On

On pourra objecter que la livre de viande coûte plus de 5 sols: elle est à la vérité taxée actuellement à Rochefort sur le pied de 6 sols, mais elle était alors fixée de 4 sols & demi à 5 sols & demi : les Sœurs l'ont toujours eu à ce prix. Tant que j'ai été le chef de la police, cette taxe n'a point varié du prix marqué; j'ai toujours cru que l'augmentation du prix des denrées de nécessité ne doit avoir lieu que dans les cas de disette par calamité ou d'exportation extraordinaire & nécessitée.

La dépense du vin ne monte dans les états fournis par l'hospice de Saint Sulpice, qu'à 1 sol 5 deniers, quoique la pinte soit portée à 6 sols; le vin coute à Rochefort plus de moitié moins.

L'article de l'entretien & du dépérissement des effets aurait pu être porté plus bas, puisqu'à raison de 20 francs par jour, il fait bénéficier les Sœurs de 73,000 livres en dix ans, ce qui forme presque les trois quarts de la valeur première des effets.

L'article des médicamens n'est porté dans l'hos-

---

a eu à peu près cent mille journées par an pendant vingt ans. Ce qui à raison de deux sols ne ferait qu'un bénéfice de dix mille livres. Mais il faut y ajouter les journées des malades de troupes de terre qui y étaient alors reçus, ce qui augmentait d'un tiers, de sorte que les Sœurs profitaient réellement de 14 à 15 mille francs au moins.

pice qu'à 1 sol 4 deniers, cependant je pense que ce service bien rempli exige au-de-là même du prix que j'y ai fixé; mais outre que je suis certain qu'il a toujours été mal fait, c'est que l'excédent qu'il en pourrait coûter pour le bien faire, a été, & se trouve plus que compensé par le profit sur les rations. En effet, sur 400 malades il y en a un tiers à la diette, un tiers à la demi-ration, & le tiers au plus à la ration; sur le premier tiers les Sœurs ont bénéficié chaque jour de 21 livres 12 sols 3 deniers; sur le second tiers elles ont bénéficié de 10 livres 16 sols, ensemble de 32 livres 8 sols 3 deniers.

C'est d'après les abus que j'ai vu avec douleur sur la partie qui concerne la fourniture des médicamens, que je conseille de n'en jamais confier l'exécution aux personnes chargées de l'entreprise.

Malgré la piété & le désintéressement des Sœurs de charité qui desservent l'hôpital de Rochefort, il n'a jamais été possible de parvenir à l'exactitude dans l'exécution de la plupart des formules; souvent les remedes les plus simples n'étaient point administrés, ou parce qu'ils manquaient, ou parce que les Sœurs étaient trop occupées, & ne voulaient rien laisser faire aux Apothicaires, ou fort peu. Jamais malgré mes représentations, je n'ai pu obtenir l'exécution d'une de mes formules principales, qui consistait dans une préparation de sucs antiscorbutiques fort usitée en Angleterre,

& certainement efficace. Les ſimples même du pays qui entraient dans cette formule, ainſi que les oranges qui en faiſaient partie, ne ſe trouvaient jamais dans l'apothicairerie. Les Sœurs ſubſtituaient l'eſprit ardent de cochlearia dans le bouillon ; on prétendait que cet uſage ſuffiſait. J'ai fait mes repréſentations pluſieurs fois à ce ſujet à M. de Ruis, Intendant de la Marine ; il m'écoutait, il donnait des ordres qu'on ſavait éluder. Ces abus n'auraient jamais eu lieu, ſi les Apothicaires avaient été chargés de cette partie eſſentielle du ſervice à l'excluſion des Sœurs de charité.

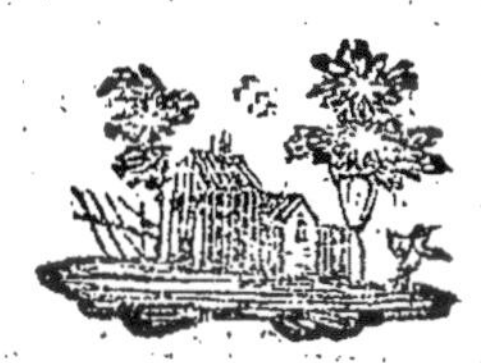

CHAPITRE VI.

Des Pharmacies ou Apothicaireries des Hôpitaux.

L'Établissement d'une apothicairerie dans un grand hôpital en régie est certainement un moyen d'économie ; il ne devient au contraire qu'une occasion de dépense superflue dans un hôpital où le nombre des malades est peu considérable.

Cet établissement, dans les hôpitaux mis à l'entreprise ne laisse à la charge de l'administration que la dépense du local; il mérite cependant la plus grande attention quant à son objet; il faut assurer aux malades les remedes en quantités & qualités convenables, & sur ce point il est des précautions dont l'administration ne doit jamais s'écarter.

C'est d'après ces considérations, qu'ayant été consulté par M. Richard (1) Médecin, Ins-

(1) *Lettre de M.* RICHARD.

J'arrive, Monsieur & cher confrere, avec l'espérance de vous trouver & de vous prendre pour boussole sur le bien que je voudrais opérer en faveur des soldats de terre malades. Je connais trop votre zéle & votre amour pour le bien de l'humanité, pour ne pas vous demander

pecteur général des hôpitaux militaires, je lui ai fait part de mes vues relatives, qui ont contribué sans doute à faire adopter par le département de la guerre, de n'établir des pharmacies complettes & générales que dans les plus grands hôpitaux, & de ne laisser dans les autres qu'une pharmacie bornée à une collection ou assortiment de remedes simples, indigènes, & à l'exécution des formules magistrales; le surplus concernant les médicamens exotiques simples & les compositions officinales, tant chimiques que galéniques, devant être tiré des pharmacies principales.

Ces arrangemens prescrits par les ordonnances, réglemens & traités, notamment des années 1780, 81 & 82, conviennent à merveille à tous les hôpitaux de charité.

En conséquence, je crois qu'il suffit que dans l'hôpital de la capitale de chaque généralité, on y établisse une pharmacie assez complette pour y trouver les remedes simples, indigenes ou exotiques & composés nécessaires, non-seulement pour le besoin des malades de cet hôpital, mais encore pour ceux des autres hôpitaux de la généralité, qui s'y fourniraient sur le prix d'achat, frais

---

un instant à Rochefort, ou mardi à la Rochelle, encore mieux le lundi au soir. Recevez, Monsieur & cher confrere, les nouvelles assurances de mon plus inviolable attachement. *Signé* RICHARD.

& soins reconnus & estimés convenablement. Ce serait une clause essentielle à insérer dans le traité pour les hôpitaux du 2e. ordre. Quoique cette clause paraisse (1) rigoureuse & préjudiciable, au moins à la liberté ou à l'industrie des Entrepreneurs de ces derniers hôpitaux, la sûreté du service exige cette rigueur qui cesse d'en être une, lorsqu'elle est connue avant la convention du traité.

D'après ce plan, le local des pharmacies dont l'administration est tenue, ne peut varier, soit que ces hôpitaux soient en régie, ou donnés à l'entreprise. Chaque pharmacie principale exige trois pieces, un magasin, un laboratoire & une apothicairerie proprement dite. Ce dernier local est le seul nécessaire pour les autres hôpitaux.

Cette dernière piece qui ne devrait être remarquable que par la propreté & l'ordre qu'on y doit observer, est souvent même dans les petits hôpitaux en régie, une piece de parade plus ou moins embellie, qui contient un vain étalage de remedes inutiles, dont l'acquisition, la conservation, la préparation & l'emploi sont dispendieux, difficiles & dangereux.

---

(1) Cet inconvénient n'aurait point lieu si l'entreprise de tous les hôpitaux de la généralité était donnée à la même compagnie ou à la même personne, comme il a été établi pour les hôpitaux militaires.

L'usage & l'opinion ont tellement prévalu à cet égard sur la vérité, qu'il est peut-être impossible de faire goûter la réforme nécessaire. Celle pratiquée dans les hôpitaux militaires est encore fort au-dessous de ce qu'elle aurait dû être. La sûreté & la facilité du service exigent qu'elle soit plus entière; l'économie ajoute encore à ces motifs pour la faire au moins établir telle dans les hôpitaux de charité.

On pourrait sans inconvéniens réduire la pharmacie de ces hôpitaux à deux cent remedes, tant simples que composés. Ce nombre excede même celui employé dans l'usage journalier (1); on pourrait au moins abandonner une grande partie de la pharmacie galénique & chimique qu'il est si aisé de remplacer avec avantage par des remedes simples bien connus. On éviterait par-là

» (1) L'amas immense des remedes simples ou composés contenus dans la pharmacie ou le traité des drogues, sembleraient promettre l'immortalité ou du moins une sûre guérison de chaque maladie; mais il en est comme de la société où l'on reçoit quantité d'offres de services & peu de services. Dans cette foule de remedes nous avons peu de véritables amis; M. Le Mery qui les connaissait tous ne se fiait qu'à un petit nombre, il n'employait qu'avec une grande circonspection les remedes chimiques, quoiqu'il pût être naturellement prévenu en leur faveur ». *M.* DE FONTENELLE, *éloge de M. Le Mery.*

une dépense considérable ; on se mettrait à l'abri des erreurs, des dangers que des préparations difficiles ou des mêlanges dont les résultats ne sont pas toujours aisés à discerner, n'occasionnent que trop souvent.

Que Pline avait bien raison de se plaindre de l'état où la médecine était de son tems ! « Les » seuls remedes, dit ce Naturaliste, agréables à » la nature, étaient ceux qui sont faciles à trou- » ver, que tout le monde peut préparer sans dé- » pense, & qui servent même de nourriture. Dans » la suite des tems, les hommes s'étant emparés » de l'esprit du vulgaire par la fraude, ont in- » venté ces vains étalages de boutique, où l'on » ne promet pas moins que de prolonger la vie » à force d'argent : la première chose qu'on y » vante, c'est la bonté d'un grand nombre de » mêlanges & de compositions bizarres. On n'es- » time que les remedes de l'Arabie & des Indes ; » pour le moindre mal, il faut aller chercher des » remedes dans la mer rouge, pendant que les » véritables sont tous les jours sur la table des » pauvres ».

M. Hoffman, premier Médecin du Roi de Prusse, un des plus célebres Chimistes de ce siécle, pensait de même. » J'aimais beaucoup, » dit-il, les remedes chimiques, lorsque je com- » mençais à exercer la médecine, mais je me suis » détrompé depuis, & ai reconnu que les remedes

» les plus vils & les plus ſimples étaient préféra-
» bles à tous les autres ».

Il ſerait encore très-avantageux de réformer la plupart des remedes exotiques, en leur ſubſtituant ceux qui ſe trouvent près de nous, ils coûteraient peu, & on ſerait certain de les avoir dans la bonté requiſe. La bardane, par exemple, qu'il eſt aiſé de trouver par-tout, qui ne coûte que la peine de la cueillir, remplacerait avec avantage la ſarcepareille qui vient de loin, que l'on vend cher, & qui eſt ſouvent carriée.

Ne vaudrait-il pas mieux ſubſtituer à une dépenſe auſſi déplacée, celle d'un jardin dans lequel on cultiverait un certain petit nombre de plantes uſuelles, pour les avoir ſous la main au moment du beſoin ?

Il ſuit de tout ce que nous avons dit, qu'il eſt indiſpenſable d'établir un diſpenſaire ou pharmacopée particulière pour les hôpitaux qui ne contienne que ce qui eſt néceſſaire & utile, tant en ſimples qu'en compoſés.

Il eſt également indiſpenſable qu'il y ait un formulaire dans lequel toutes les compoſitions magiſtrales d'uſage dans l'hôpital ſoient bien détaillées. Il eſt indifférent que ce formulaire ſoit le même dans tous les hôpitaux : on peut, ſans inconvéniens, laiſſer la liberté à chaque Médecin de régler ce formulaire ſelon ſa prudence, d'après le diſpenſaire.

On a adopté pour les hôpitaux militaires ces deux établiſſemens, mais avec trop d'étendue pour la ſimplicité & l'économie qu'exige le ſervice des hôpitaux de charité.

Le marché conclu le 2 mai 1781 avec le ſieur Morel, pour la fourniture générale des hôpitaux militaires du Royaume, ſoumet cet Entrepreneur au formulaire de ces hôpitaux (1) & au codex de Paris pour les articles qui n'y feraient point compris; par cette dernière condition du marché, tout diſpenſaire eſt inutile, puiſqu'il faut que les hôpitaux ſoient approviſionnés comme les meilleures apothicaireries de Paris. Cette condition digne de la munificence royale ferait très-déplacée dans un hôpital de charité.

» (1) Article 58. Toutes les autres préparations & » manipulations journalières ſeront faites par l'Apothi- » caire en chef de chacun des autres hôpitaux, confor- » mément au formulaire des hôpitaux militaires *& au* » *codex de Paris* pour les articles qui n'y feraient point » compris.

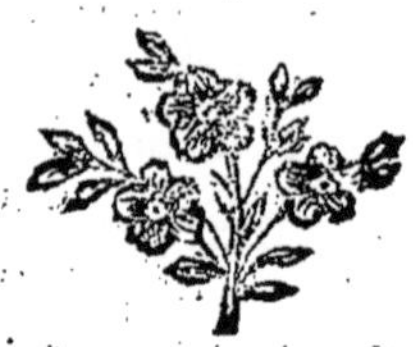

CHAPITRE VII.

Des Officiers de ſanté.

LES Officiers de ſanté doivent être conſidérés comme l'ame du ſervice des hôpitaux; ce ſont eux qui en doivent régler l'ordre, en diriger la marche, & faire tout concourir au bien des malades: ils ſont par état, par intérêt, par honneur, par humanité obligés à deſirer, à vouloir que leurs ſoins ſoient heureux.

L'adminiſtration peut donc ſe repoſer des principaux ſoins ſur ces Officiers, & leur accorder toute eſtime & toute conſidération. Elle doit ſeulement s'occuper des moyens d'en faire le meilleur choix poſſible, d'en fixer le nombre convenablement à l'étendue du ſervice, & de maintenir entre ces Officiers une ſubordination d'état, qui puiſſe, ſans humilier les ſubalternes, leur faire aimer leurs devoirs & leurs Supérieurs.

Ces Officiers de ſanté ſont les Médecins, les Chirurgiens & les Apothicaires. Il ſerait à ſouhaiter que le partage de ces profeſſions n'eût jamais été néceſſité, le ſervice des malades en ſerait plus facile & plus ſûr. Hyppocrate & tous les anciens Médecins qui l'ont précédé ou ſuivi de près (1), réuniſſaient ces trois profeſſions.

(1) Galien exerçait la Chirurgie & la médecine dans ſon pays. Amené à Rome par Marc-Aurele, il a cessé d'exercer la chirurgie, à cauſe de l'uſage contraire.

Cet illuftre Médecin ordonnait & opérait, il confiait à fes éleves les détails principaux dont il les avait rendus capables. Des domeftiques ou ferviteurs fuppléaient à ce qui n'exigeait que la force : ceux-ci revenaient à ce que nos Apothicaires & droguiftes appellent des garçons pileurs.

L'immenfité des remedes fimples auxquels on a prêté des vertus la plûpart imaginaires, la quantité confidérable de compofitions officinales galéniques & chimiques, qui remplifent fi inutilement, mais fi magnifiquement les boutiques de nos Apothicaires, le préjugé qui regne en faveur de cet amas plus dangereux que néceffaire, & peut-être encore plus l'induftrie excitée par cette branche de commerce, qui eft à la médecine ce qu'eft le luxe aux modes, ne permettent plus d'efpérer une réforme defirable, encore moins la réunion de la profeffion d'Apothicaire à celle de Médecin.

Il n'en eft pas de même de la chirurgie, elle eft une partie trop effentielle de l'art de guérir, pour en avoir jamais dû être féparée; il y a trop de connexité entre ces deux profeffions, & trop d'avantage pour l'Etat, pour l'humanité, pour les artiftes, qu'elles foient exercées par la même perfonne, pour ne pas efpérer que tôt ou tard on réformera cet abus, on réunira ce que l'orgueil & l'intérêt mal entendus ont fi mal-à-propos féparé (1).

(1) » Le partage de la médecine était fait pour hâter

Il faut si peu de talens de plus pour qu'un Médecin bien instruit puisse devenir capable d'exercer la chirurgie ; il faut si peu d'étude de plus à un Chirurgien qui a suivi les écoles avec intelligence, pour qu'il puisse être propre à l'exercice de la médecine, que j'ai lieu d'être étonné que cette réunion ne soit point déja exécutée.

Le Médecin étudie l'anatomie, dissèque, opere sur le cadavre ; il est instruit de toutes les maladies chirurgicales, de tous les cas dans lesquels il y a nécessité d'opérer ; il doit même être instruit du quomodo de l'opération ; il doit être au besoin en état de diriger la conduite & presque la main des Chirurgiens peu instruits. Que lui faut-il de plus ? savoir pratiquer sur le vivant ce qu'il est obligé de conseiller, ce qu'il a exécuté sur le cadavre ; c'est un pas de plus qu'il lui serait aisé de franchir.

Le Chirurgien (nous le supposons bien né, bien élevé :) est obligé d'acquérir toutes les con-

---

» les progrès de cette science, & il les a retardés ; il » promettait à la Société des Chirurgiens & des Médecins excellens, & il n'a fourni en général que des » docteurs sans expérience & des opérateurs mal-adroits ; » il devait favoriser la juste administration des secours » médecinaux, il n'a servi qu'à y jetter des difficultés sans » nombre, qu'à lui enlever toute sûreté ». *Extrait du discours du célebre M. Petit, prononcé à l'ouverture du cours de chirurgie le 27 novembre 1757.*

naiſſances dont le Médecin s'occupe, à l'exception de tout ce qui a rapport aux maladies internes. Cette différence eſt certainement conſidérable, mais il a l'avantage du manuel des opérations, & il eſt très-poſſible qu'en ſimplifiant la médecine moderne, en la rappellant à ſa vraie deſtination, à l'art de guérir ſeulement, à la manière dont Hyppocrate l'exerçait, on parviendra à avoir des Chirurgiens habiles à l'exercice de la médecine.

Cette réunion ſerait, comme je l'ai dit, avantageuſe à l'Etat, à l'humanité, aux artiſtes même.

A l'Etat, en ce que les vaiſſeaux du Roi, ſes armées, ſes troupes ſeraient, ſans augmentation notable de dépenſe, pourvus d'Officiers de ſanté ſuffiſamment inſtruits : les petites villes, les campagnes jouiraient du même avantage.

Les avantages de cette réunion pour l'humanité ſont ſenſibles ; les malades recevraient dans l'inſtant les ſecours dont le retard ou le refus leur devient ſouvent très-préjudiciable (1).

---

(1) A mon arrivée à Rochefort je fus très-étonné de voir que tous ceux qui ſe mêlaient de médecine, Médecins, Chirurgiens, Apothicaires & Gardes malades croyaient que la ſaignée pratiquée dans le chaud de l'accès avant la ſueur était dangereuſe. Je vis avec autant d'étonnement que l'on ne traitait les petites véroles que par une méthode incendiaire; ma conſcience & mes lumières ne me permettaient point d'adopter des uſages

Ils ne feraient point alarmés par les opinions souvent différentes du Médecin ou du Chirurgien ; ils ne feroient point ébranlés dans leur confiance, moyen qui, en procurant la tranquillité aux malades, influe beaucoup sur leur état. Ils ne seraient jamais exposés à être les victimes de la mauvaise foi (1), de l'ignorance ou de la négligence , comme il n'est arrivé que trop souvent.

Les Médecins retireraient eux-mêmes le plus grand avantage de cette réunion; outre la cessation des empiétemens des Chirurgiens sur leur profession qui est déja presqu'envahie par-tout,

---

aussi pernicieux ; mais chaque fois que je m'en écartais je trouvais des résistances de la part des Chirurgiens, sur-tout pour les saignées ; leurs refus, leurs contrariétés ont couté la vie à plusieurs personnes. J'en ai fait des représentations aux Magistrats qui n'y ont point eu égard, & il a fallu beaucoup de tems pour faire tomber ces préjugés. Les jeunes gens ont été les premiers qui ont cédé à la vérité ; les plus vieux ont persisté s'y croyant fondés par l'exemple des anciens Médecins dont la pratique avait été leur flambeau. On aurait de la peine à se persuader combien les contrariétés que j'ai éprouvées de toute part étaient nuisibles aux malades & m'étaient désagréables.

(1) Quelques Chirurgiens les plus ignorans osaient changer jusqu'aux remedes qu'ils préparaient chez eux au préjudice des Apothicaires, & encore plus à celui des malades.

ils auraient de plus une satisfaction bien digne d'eux, celle de voir que ce désordre ne serait plus le malheur public; que les Chirurgiens devenus Médecins, & les Médecins devenus Chirurgiens, ne seraient plus qu'un corps de citoyens honnêtes & vraiment utiles. Fasse le Ciel que, sous le régne de Louis le juste & le bienfaisant, cette heureuse révolution puisse avoir lieu!

En attendant que ce vœu puisse avoir son exécution, il faut attacher aux hôpitaux les Officiers de santé qui y sont nécessaires dans l'état actuel.

Le premier de ces Officiers est sans contredit le Médecin, à cause de l'importance & de l'étendue de ses fonctions. Il doit réunir aux talens de son état l'amour du travail & l'esprit de désintéressement; il faut qu'il fasse moins de cas des honoraires que de la gloire d'être utile aux malheureux, & de l'estime publique qu'il en peut espérer. Il convient qu'il soit âgé de trente ans environ, qu'il ait exercé la médecine, ou au moins suivi un hôpital quelconque pendant quelques années de la manière qui sera exposée plus bas.

Le nombre de ces Officiers doit être proportionné à celui des malades, & j'estime d'après mon expérience, que dans un hôpital de 400 malades, il faut 4 Médecins, ou au moins 2 en titre (1)

(1) Une visite de 200 malades exige, pour être bien faite deux heures de tems au moins.

&

& un troisiéme surnuméraire pour aider en cas d'augmentation du nombre des malades, ou pour suppléer dans les cas d'absence ou de maladie du titulaire.

Il faut que chaque Médecin continue son service sans interruption, qu'il voie ses malades deux fois le jour (1), que chacun ait son département : ainsi dans un hôpital construit pour 400 malades, d'après mes vues, il y aurait huit salles bien distinctes & séparées. Chaque Médecin serait chargé de 2 ou 4 salles, sans s'entremêler de celles de son confrere, où il n'irait qu'à son défaut, ou en cas de consultations, auxquelles le Médecin surnuméraire serait toujours invité, si le tems le permettait. Ces Médecins ne seraient point subordonnés l'un à l'autre ; le plus ancien en grade jouirait seulement des égards qu'on ne refuse jamais à l'ancienneté.

Le nombre des blessés n'étant ordinairement que le dixiéme des malades d'un hôpital, il suffit d'un Chirurgien en chef & d'un aide ou surnuméraire, vû que la petite chirurgie administrée sous les ordres des Médecins, est remplie par les éleves Chirurgiens.

---

(1) Rien n'est plus inconséquent, sur-tout dans l'état actuel des écoles de Médecine, que l'usage de faire visiter les malades le matin par un Médecin, & le soir par un autre ainsi que cela se pratique à l'hôtel dieu de paris.

La pharmacie dans les hôpitaux de 400 malades nécessite dans l'état actuel un Apothicaire en chef & un aide ou surnuméraire; le choix de ces Officiers ne doit être fait que d'après l'avis des Médecins, ceux-ci ayant le plus grand intérêt à procurer des sujets dont les talens & l'attention les assurent d'une exacte & fidele exécution de leurs ordonnances.

L'Apothicaire en chef sera chargé de veiller à l'approvisionnement nécessaire, & de toutes les opérations de pharmacie galénique & chimique.

L'Apothicaire surnuméraire aidera celui en chef pour cette partie; mais il sera plus spécialement chargé de l'exécution des formules, dont il surveillera la distribution qui en doit être faite dans les salles.

Indépendamment de ces Officiers de santé, il est d'usage qu'il y ait dans chaque hôpital des éleves en chirurgie & en pharmacie; le nombre en est fixé par les marchés & ordonnances, de manière qu'il doit y avoir un éleve Chirurgien par 25 malades, & un éleve en pharmacie par 50, ce qui obligerait d'avoir dans un hôpital de 400 malades 16 Chirurgiens & 8 Apothicaires.

La nécessité d'avoir des Chirurgiens instruits se joint à l'économie pour réformer ces derniers, & les faire suppléer par les éleves en chirurgie. L'Apothicaire n'a pas besoin d'être instruit de l'effet des remedes, il suffit qu'il les connaisse, qu'il puisse juger de leur bonne ou mauvaise qualité, qu'il sache les préparer; c'est dans son laboratoire & dans sa boutique que son travail doit se terminer; il n'en doit point sortir. Le Chirurgien, au contraire, à qui on est souvent obligé de confier le traitement des malades, a besoin d'être instruit des propriétés de chaque remede simple, de l'efficacité des remedes composés qu'il est dans le cas d'employer : c'est donc un abus préjudiciable que d'ôter à ces éleves qu'on aurait intérêt de rendre Médecins, les moyens les plus sûrs pour qu'ils acquiérent au moins une partie principale des connaissances requises pour cet état.

Les 16 Chirurgiens éleves conservés, à l'exclusion de tous autres, suffiront dans un hôpital de 400 malades pour que le service soit bien fait; ils ne seront point surchargés de travail, moyennant l'ordre proposé dans les chapitres suivans.

Il serait beaucoup plus avantageux que ces éleves pussent être suppléés par de jeunes Médecins ou par des éleves en médecine, ce serait le meilleur moyen de procurer d'excellens sujets très-utiles à l'Etat : & je ne doute point que le gouvernement n'y parvînt aisément sans dépense, s'il donnait sa sanction aux divers arrangemens dont je parlerai dans cet ouvrage, & que j'ai en grande partie communiqué depuis long-tems aux

Médecins inſpecteurs généraux, & aux Miniſtres des départemens de la guerre & de la marine.

Je ne m'étendrai point ſur le traitement des Officiers de ſanté. L'exécution des arrangemens que j'ai à propoſer diminuerait conſidérablement cette dépenſe, ſans diminuer les émolumens des Médecins & Chirurgiens titulaires. La dépenſe des Chirurgiens ſubalternes ceſſerait d'avoir lieu; mais dans l'état actuel, il n'eſt pas poſſible d'y apporter d'autre réforme que celle des huit Apothicaires ſupprimés.

On pourrait cependant éviter celle des appointemens des éleves Chirurgiens. Il ſuffit bien qu'ils ſoient logés, nourris aux frais de l'hôpital, & qu'ils reçoivent toutes les inſtructions néceſſaires pour récompenſe de leur travail; ſur-tout ſi leur ſervice continué pendant un tems fixé leur tenait lieu d'apprentiſſage pour la maîtriſe en province.

Tout ce que je dis ici peut s'appliquer avec un avantage beaucoup plus conſidérable aux éleves Médecins, ſi la totalité de mes vues s'exécutait, ainſi qu'on le verra dans les chapitres 9 & 13.

Le gouvernement pourrait même dès-à-préſent tenter cette utile expérience, & voir ſous peu de tems les jeunes Médecins s'empreſſer de venir remplir dans les hôpitaux les fonctions des éleves Chirurgiens, ou au moins les plus importantes, celles de la diſtribution des remedes, de la tenue des feuilles de visite & des observations journalières. Il n'est pas douteux que ces personnes déja instruites n'apportent plus d'aptitude & plus de talens pour cette besogne que des jeunes-gens, même des enfans, dont l'éducation a été souvent négligée, & qui à peine savent lire & écrire, quand les parens sollicitent pour les faire admettre aux hôpitaux.

Si on ajoutait à l'utilité des instructions, dont les jeunes Médecins sont toujours avides, quelques priviléges bien mérités, on ne manquerait point d'en trouver suffisamment qui desireraient faire ce service, sans être en aucune manière à charge à l'hôpital, où il conviendrait pourtant qu'ils soient honnêtement logés, s'ils le desiraient.

Un des moyens qui pourrait mieux les déterminer à rechercher ces places, serait de les affranchir des aggrégations établies au préjudice des facultés dans plusieurs villes du Royaume.

La plupart des facultés de médecine s'étant relâchées sur la rigueur des épreuves pour les grades de Licencié & de Docteur (1), le Roi, pour réprimer cet abus, restraignit leurs priviléges, en établissant dans les villes principales des colléges de médecine, auxquels les Médecins reçus

(1) V. l'édit de 1707.

dans les Universités, doivent se faire aggréger pour avoir la liberté d'exercer dans ces villes.

Cette aggrégation consiste à payer de certaines sommes plus ou moins fortes, à subir quelques examens, à soutenir quelques thèses (1), c'est-à-dire, à réitérer quelques actes semblables à ceux prescrits dans les écoles de médecine. C'est une répétition de forme, c'est une répétition des mêmes abus. Les Médecins qui composent ces colléges sont des hommes comme ceux qui composent les facultés : l'intérêt, les égards, les passions ont prise également sur eux. Qu'est-il résulté ? que les jeunes Médecins instruits, mais sans fortune, ont été exclus des grandes villes ; que d'autres moins instruits ont été favorisés pour cette aggrégation, & qu'en général la crainte de partager les bénéfices, motif nuisible au public, peut décider du plus ou du moins de difficulté qu'éprouvent les aspirans.

Pareil établissement n'apporte aucun nouveau dégré de lumière, il prouverait tout au plus celles que l'on a acquises. Ne serait-il pas infiniment

(1) Le plus grand de tous les abus est de soutenir des theses, on y cherche plus à éblouir qu'à s'instruire : c'est une espece d'escamotage où le plus rusé & le plus opiniâtre l'emporte sur l'homme instruit, mais sage & modeste. Les examens sont bien plus propres à s'assurer de talens qu'un ergotage pointilleux qui embarrasse l'homme sensé.

plus avantageux qu'on ſupprimât ces aggrégations, & qu'on y ſubſtituât l'obligation aux jeunes Médecins d'être attachés au ſervice d'un hôpital pendant deux ou trois ans après l'obtention de leurs grades ! Si on ne juge point à propos de ſupprimer les aggrégations, on peut au moins, ſans inconvéniens, accorder aux jeunes Médecins qui auroient ſervi gratuitement dans un hôpital pendant un tems fixé, le droit d'exercer dans toutes les villes du Royaume, ſauf à les aggréger aux colleges ſans aucuns frais, & par un ſeul examen public ſur tout ce qui concerne la médecine pratique.

Les ordonnances pour les hôpitaux militaires ont établi des Médecins ſurnuméraires, qui ont la perſpective de devenir Médecins titulaires & Médecins des armées. C'eſt un arrangement très-utile qui faiſait partie des vues que j'avais adreſſées à M. Richard, Inſpecteur général. Pourquoi ces vues ne mériteraient-elles pas la même conſidération pour tous les autres hôpitaux de marine & de charité ? & avec d'autant plus de fondement, que les hôpitaux militaires ne peuvent inſtruire que ſur certaines maladies, celles qui attaquent des hommes preſque tous à fleur d'âge, & tous d'un même état ; au lieu que les hôpitaux de la marine inſtruiraient des maladies de gens de tous âges & de divers états ; & ceux de charité où l'on reçoit des perſonnes des deux ſexes

& de tous âges procureraient une inſtruction plus générale, & par conſéquent infiniment plus utile au public.

Les campagnes, les villes, la Cour feraient plus aſſurées d'avoir de bons Médecins, s'ils étaient tous obligés de ſervir dans les hôpitaux, & cette obligation ſerait remplie avec empreſſement, ſi les places, ſi les charges utiles & honorifiques de cette profeſſion n'étaient accordées qu'en raiſon des talens & des ſervices.

Platon avait bien raiſon de dire que rien ne prouvait davantage la dépravation des mœurs que de manquer de bons Médecins & de bons Magiſtrats. » *Malæ & indecoræ morum culturæ in » urbe malum majus habere poteris argumentum, » quam indigere medicis magiſtratibuſque ſummis.* » PLATO *de republicâ*, Lib. 3.

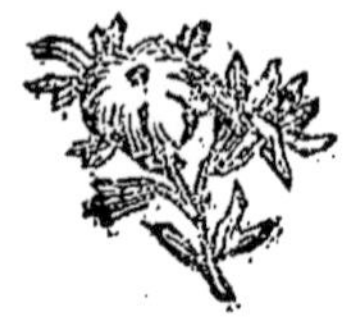

CHAPITRE VIII.

Des Infirmiers.

LES soins des Officiers de santé si nécessaires aux malades deviendraient inutiles, s'ils n'étaient point secondés par la vigilance & les services d'autres personnes uniquement chargées de garder les malades de nuit & de jour, de leur délivrer les subsistances convenables, & de les tenir dans l'état de la plus grande propreté possible.

Ces soins ne sont pas tous de la même nature : les uns exigent de l'intelligence, de la charité, de la patience; les autres n'exigent que de la force, de la docilité & de la constance.

Je diviserai en conséquence ces personnes désignées ordinairement sous le nom générique d'Infirmiers en Infirmiers gardiens que j'appellerai assistans, & en Infirmiers serviteurs que je qualifierai de garçons ou filles d'hôpital (1). Ce ne seront que des noms changés, mais ils rendent mieux les fonctions de chacun de ces états, & peuvent être plus agréables à ceux qui les remplissent.

Les assistans doivent être des personnes de l'un & de l'autre sexe, bien élevées, sachant lire & écrire, intelligentes, de bonne conduite & de mœurs douces.

(1) Tout ce que je dis dans cet essai des hommes doit s'entendre des personnes du sexe qui sont attachées aux hôpitaux.

Leurs fonctions ſont trop connues pour qu'il ſoit néceſſaire de les détailler ; elles feront d'ailleurs indiquées dans la ſuite. On ſait en général que ces perſonnes ne doivent jamais perdre les malades de vue, qu'elles doivent conſoler les uns, exciter les autres, prévenir tous leurs beſoins, ne rien négliger pour qu'ils aient à tems les ſubſiſtances & autres ſecours ordonnés, pour qu'ils ſoient bien couchés & vêtus convenablement.

Ces mêmes aſſiſtans ſont chargés de veiller à ce que le changement de draps & de tous autres linges ait lieu, auſſi ſouvent que le marché de l'Entrepreneur & le beſoin extraordinaire l'exigent ; ils doivent s'oppoſer à tous déſordres, à tous abus, & avertir à tems les Officiers de ſanté & ceux d'adminiſtration de ce qui pourrait ſurvenir d'irrégulier.

Le nombre de ces aſſiſtans ne peut être moindre que de deux par ſalle de cinquante malades. L'ordonnance militaire en établit un pour quinze malades bleſſés ou vénériens, mais ce nombre ſe trouve ſuppléé par les garçons ou filles d'hôpital.

On a agité aſſez à propos la queſtion, s'il convient que le ſoin des malades ſoit excluſivement donné à des femmes, que l'on ſuppoſe plus douces & plus propres à entretenir l'ordre & la propreté : cette opinion eſt la plus générale ; cependant l'expérience nous démontre que pluſieurs hôpitaux tenus par des hommes ſont très-propres & bien adminiſtrés; & que les hopitaux confiés aux femmes n'ont pas été exempts de l'infection & du déſordre. La douceur même des femmes eſt ſouvent un obſtacle au maintien du bon ordre; leur cœur plus facile, leur eſprit moins fort, les rendent ſouvent trop dociles aux deſirs des malades, & trop peu attentives à ceux des Officiers de ſanté. Les hommes plus fermes & plus réguliers, n'accordent aux malades que ce qui leur eſt preſcrit. La déférence que les ſupérieurs ont pour les femmes, ne réprime point leurs dangereuſes facilités (1).

L'hôpital de la charité de Paris gouverné par des hommes, eſt infiniment mieux tenu que l'Hôtel-Dieu gouverné par les femmes. L'hôpital royal de la marine de Rochefort tenu par les Sœurs de charité, a péché par les abus les plus funeſtes,

(1) Lors de l'arrêt du Conſeil du 17 août 1777, par lequel le Roi invitait ſes ſujets à communiquer leurs vues ſur l'amélioration de l'Hôtel-Dieu, j'eus une converſation relative avec un des Adminiſtrateurs, qui ne repliqua à ce que je propoſai, qu'en diſant que ſi les malades étaient trop bien à l'Hôtel-Dieu, il y en aurait un trop grand nombre, que les indigens y viendraient ſans être malades; je lui obſervai que la diette alors ordonnée par les Medecins les en ferait ſortir; il repliqua qu'il ne ſerait point poſſible de rendre les Sœurs aſſez dociles ſur ce point de régime.

dont une partie n'aurait pas eu lieu, s'il avait été gouverné par des hommes.

D'après cette comparaiſon & mon expérience, je crois être fondé à conclure que le ſoin des malades dans les hôpitaux militaires & autres, où il n'entre que des hommes, devrait être confié aux hommes ſeulement; que dans ceux où l'on reçoit les perſonnes des deux ſexes, le ſoin des hommes doit être confié aux hommes & celui du ſexe à des femmes: la décence, qui eſt aux mœurs ce que la ſanté eſt au corps, s'accorde avec l'expérience pour étayer cet uſage.

Rien n'eſt ſi aiſé que cet arrangement, ſi les ſalles des hôpitaux ſont diſtribuées comme je l'ai dit au chapitre 2e; les malades de différent ſexe feront tous logés dans des bâtimens ſéparés; le ſervice alors ſe fera ſans inconvénient. Il y a plus, c'eſt qu'il en peut réſulter une émulation très avantageuſe pour les malades: chaque département voudra l'emporter ſur l'autre pour l'exactitude & la propreté.

On agite une autre queſtion: Faut-il pour ce ſervice des corps Religieux de préférence à des ſéculiers? Si on ſe regle ſur l'état actuel des choſes, je penſe qu'il ſerait plus utile que le ſoin des hommes ſoit par-tout confié aux freres de la Charité ou autres Religieux, & celui des femmes aux ſœurs de Charité ou autres Religieuſes, les uns & les autres envoyés en nombre ſuffiſant par détachemens, toujours ſous l'ordre d'un d'entr'eux comme ſupérieur.

Mais ſi on conſulte l'avenir, qui peut amener un plus grand réfroidiſſement pour l'état monaſtique; ſi on conſulte même le véritable intérêt public, qui conſiſte principalement à procurer des reſſources à tous les ſujets d'un grand Etat, dont la population eſt conſidérable, je ne balance pas à dire qu'il faut préférer les ſéculiers pour ce ſervice.

Les aſſiſtans n'étant tenus qu'à un ſervice que l'humanité & la charité rendent honorable, étant dégagés des fonctions ſerviles & déſagréables réſervées aux ſerviteurs, on en trouvera ſuffiſamment. Ces places pourront convenir à pluſieurs perſonnes honnêtes, incapables de travaux pénibles, ou à qui la domeſticité répugnerait. Ce ſerait une reſſource pour ces enfans de la nature qui rendraient à la charité publique les ſervices qu'ils en ont reçus. Quelques moyens d'encouragemens qu'il eſt ſi aiſé au Gouvernement d'employer avec fruit, feraient tout à la fois l'invitation à ce ſervice & ſa récompenſe.

Il ſuffirait peut-être pour y exciter les hommes, d'établir que nul ne pourrait devenir contrôleur dans les hôpitaux militaires ou officier ſubalterne d'adminiſtration dans les autres, qu'après avoir rempli les fonctions d'aſſiſtant pendant un certain nombre d'années.

Les femmes pourraient y être excitées, avec utilité pour le public, si on accordait le titre de *gardes malades privilégiées* à celles qui auraient exercé pendant le même tems les fonctions d'assistantes.

Le privilége de ces gardes malades distinguées des gardes malades ordinaires, consisterait dans la permission exclusive de placer au-dessus de leurs demeures l'inscription portant leurs noms & le titre de *garde malade privilégiée*, & en outre l'assurance d'être, en cas d'infortune prouvée, reçue sur le pied d'assistante libre dans l'hôpital, après vingt ans de service de garde-malade attesté par les médecins & les magistrats du lieu.

Quant aux serviteurs, garçons & filles d'hôpital, il suffit qu'ils soient dociles & de bonne conduite. Ils doivent être directement sous les ordres des assistans, sans cesser pour cela d'être subordonnés aux officiers de santé & d'administration : leurs fonctions sont de tenir les salles nettes, ainsi que les vases servans aux malades, de faire les lits, de vuider & nettoyer les chaises percées & de faire enfin tout le service qui leur est commandé par les assistans.

Leur traitement d'après l'usage établi dans les hôpitaux militaires est qu'ils soient nourris à la ration des malades & qu'ils reçoivent tous les mois le prix de leurs gages.

Comme les récompenſes pécuniaires ſont les plus ſûrs encouragemens pour ces ſortes de ſujets, je penſe qu'il ſerait bon de leur accorder une augmentation de gages après un certain tems de ſervices, & d'établir quelques prix d'émulation qui ſe diſtribueraient tous les ans dans une aſſemblée publique, à ceux d'entr'eux qui ſe ſeraient diſtingués par leur zèle & leur exactitude.

Tous ces ſerviteurs ainſi que les aſſiſtans & officiers de ſanté ne doivent jamais être à la charge des Entrepreneurs ; c'eſt à l'adminiſtration à en ſupporter la dépenſe ; l'Entrepreneur ne doit être tenu qu'à faire les avances des nourritures ſur le prix convenu dans ſon marché.

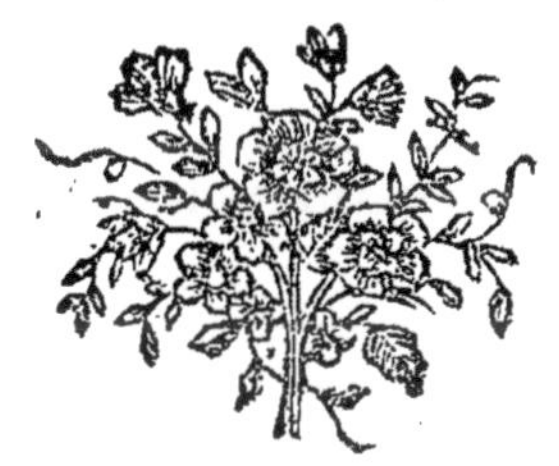

CHAPITRE IX.

Des Feuilles ou Cahiers journaux nécessaires pour rendre le service des hôpitaux utile aux malades & au public.

L'ÉTABLISSEMENT des hôpitaux a pour but le soulagement des malades, leur conservation & leur guérison autant qu'il est possible. Ce but est-il rempli ? Comment peut-il l'être ? Voilà les deux objets essentiels que j'ai à traiter dans ce chapitre un des plus importans de cet Essai.

Je frémis de dire la vérité ; il est peu d'hôpitaux ou plutôt il n'en est point, où les Médecins ayent pu rendre leurs soins assez utiles pour atteindre ce but ; il en est plusieurs où les abus ont rendu ces soins inutiles & même dangereux.

C'est de la visite du Médecin faite régulièrement & bien exécutée, que dépend tout le succès desiré.

Cette visite pour être régulièrement faite, doit présenter au Médecin les moyens de connaître & de se rappeller chaque jour la nature des maladies qu'il a à traiter, leurs époques, les diverses

verſes circonſtances qui les accompagnent, la quantité & qualité des ſecours qu'il a preſcrits, & les événemens qui ſont ſurvenus ſoit naturellement, ſoit par erreur ou par abus.

On ne peut me conteſter que tout cela ne ſoit d'une néceſſité indiſpenſable. Je demande maintenant & j'en appelle à la conſcience des médecins qui ont deſſervi ou qui deſſervent les hôpitaux, ſi leurs viſites ſont ſuſceptibles de cette régularité. Au beſoin j'en appellerai à leurs cahiers de viſite; mais ils ſont trop honnêtes pour ne pas convenir de la vérité. Ils s'excuſeront ſur l'uſage, ſur l'impoſſibilité ou la difficulté de faire mieux, peut-être ſur la bonté de leur mémoire.

Parmi ces excuſes auxquelles il eſt malheureux d'être obligé de recourir, la dernière admiſſible à certains égards pour les petits hôpitaux de dix, vingt, trente malades au plus, ne peut être admiſe pour les hôpitaux plus conſidérables. Il eſt impoſſible qu'un Médecin, de quelque mémoire ſupérieure qu'il ſoit doué, ait préſents les tableaux d'un plus grand nombre de malades, s'il n'a devant les yeux un cahier, une feuille ou journal de viſite, qui lui indique l'état de chaque malade & la ſuite de ſon traitement. Le peut-il avec le cahier de viſite en uſage? Ce cahier qui ne contient que les numéros des lits, le régime & les ſecours ordonnés, peut-il l'inſtruire ſuffiſamment? C'eſt cependant ce cahier inſuffiſant qui régle tout, & il y a quelques Médecins qui ne l'ont pas même toujours en mains, ils ſe contentent de l'entendre lire.

Non-ſeulement le Médecin, en ſe bornant à cet uſage, ne peut bien connaître aucune maladie; mais il eſt de plus expoſé à toutes les erreurs que les abus dont il n'acquière point la connaiſſance, occaſionnent. Quelquefois ce n'eſt plus le malade qu'il a vu la veille, il eſt mort, ou on l'a changé de lit ſans en avertir; ſouvent le malade n'a point eu ſes remèdes, il les a refuſés ou en a pris par quiproquo d'autres que ceux ordonnés; plus ſouvent encore le régime preſcrit, mais mal exécuté, aggrave la maladie ou empêche ou retarde la priſe ou l'effet des remèdes. D'autres fois les malades trompent le Médecin par ignorance ou par malice : ſi on ajoute à ce déſordre trop ordinaire, les inconvéniens d'un local trop reſſerré & la malheureuſe néceſſité de coucher deux ou pluſieurs malades enſemble; on aura le véritable tableau de ce que j'ai obſervé à l'Hôtel-Dieu de Paris & à l'hôpital de Rochefort; je cite ces deux hôpitaux ſeulement, parce que dans le grand nombre d'hôpitaux que j'ai vus en France & dans les pays étrangers, ce ſont ceux où j'ai été le plus à portée d'appercevoir les abus.

J'arrivai à la fin de février 1758 à Rochefort

pour y exercer les fonctions de médecin de de la Marine, & je fus étonné de voir que dans un hôpital, où l'Etat n'épargne aucune dépense nécessaire, la mortalité y était aussi considérable (1); je le fus encore plus des abus qui concouraient à causer cette mortalité, abus qu'il était très-facile de réprimer.

J'avais été précédemment attaché à l'hôpital ambulant de l'armée du bas Rhin, commandée par M. le Maréchal d'Estrées; cet hôpital n'était point susceptible d'un meilleur ordre que celui que j'y ai vu.

Après la prise de Hanovre & du duché de Brunsvick, je fus chargé de l'hôpital principal établi en cette dernière ville; la course forcée pour l'expédition de Closterseven, les pluies, le froid & bientôt l'inconvénient des poëles trop chauffés, auxquels les soldats n'étaient point accoutumés, occasionnèrent beaucoup de maladies qui remplirent les hôpitaux; le local trop resserré de presque tous les aggrava; la fiévre

(1) Dans les mois de janvier & février 1758 qui précédent mon exercice, il était mort 310 personnes. Le nombre des malades au premier mars que je pris le service était de 600; je perdis dans ce mois 109 malades. J'étais outré de douleur & de dépit de voir que les abus & les préjugés étaient plus meurtriers que les maladies.

d'hôpital les rendit meurtrières. Les officiers de ſanté, ceux d'adminiſtration, tous ceux qui étaient attachés à ce ſervice tombèrent malades, le plus grand nombre mourut. J'en fus quitte pour être allé juſqu'aux portes du tombeau. Si on avait voulu barraquer les malades, & régler le feu des poëles, comme je l'avais conſeillé à tems, on aurait évité une grande partie de cette mortalité.

Je reçus dans ma convaleſcence la nouvelle que j'étais nommé Médecin de la marine à Rochefort, j'y arrivai, comme je viens de le dire, à la fin de février 1758.

Je ne connaiſſais point du tout ce pays; je craignais d'y être embarraſſé pour le traitement du ſcorbut que l'on me diſait y être commun au point de faire les trois quarts des malades. J'avais ſur cette maladie plus de théorie que de pratique; & je la devais à M. Lind, Médecin Anglais, qui a donné le meilleur traité à ce ſujet(1),

(1) Les trois quarts des malades étaient réputés ſcorbutiques; je ne reconnaiſſais que dans un petit nombre de ſujets les traits du ſcorbut décrits par Lind. J'oſai douter, je ne tardai point à changer de méthode: le ſuccès & quelquefois l'ouverture des cadavres me confirmèrent que le préjugé était pour beaucoup dans l'opinion qui généraliſait ſi fort le ſcorbut; mais ce préjugé avait tant de partiſans que c'était s'expoſer que de le combattre.

Je me flattais qu'aidé des lumières de mes deux collégues je ne tarderais point à m'instruire. Je me réjouissais encore d'être attaché à un hôpital en réputation, où rien n'était épargné pour le bien-être des malades.

Quelle fut ma surprise, & je puis dire ma douleur, lorsqu'ayant pris le service peu de jours après mon arrivée, je retrouvai les dangers du local comme à Bruswick & quantité d'abus des plus pernicieux! Il serait trop long de les détailler tous, je ne rappellerai que ceux qu'il était facile aux Médecins de faire cesser, que ceux dont leur usage les rendait la cause.

Il était très-aisé de faire rendre un réglement qui assurât le service qui en indiquât l'ordre; il était aisé de ne confier l'exécution des formules qu'aux officiers de santé attachés à la pharmacie (1); de ne pas laisser subsister l'usage absurdes de la distribution de tous les lavemens par un éléve, & de toutes les potions purgatives (2) v. l'errata par un autre.

(1) Cette exécution était confiée aux Sœurs chargées de l'entreprise, il nétait pas facile de les rendre exactes à cet égard, la déférence des Supérieurs les avait gâté.

(2) Cet usage avait pour inconvéniens un retard préjudiciable des secours & leur altération, les premiers lavemens pouvant être donnés trop chauds, les autres trop froids.

par un autre; il était aisé d'assujettir les sœurs de charité à suivre exactement le régime prescrit, & de les empêcher de donner tous les matins avant ou pendant la visite le potage appellé *Gigodaine*, dont il a été parlé ci-dessus, distribution que les Médecins avouaient gêner leur service & être nuisible aux malades; il était aisé de veiller sur la distribution des remèdes, de manière à sçavoir si les malades les avaient pris (1), ou pourquoi ils ne les avaient point pris; il était aisé de ne permettre la sortie des malades

(1) Le plafond des salles était parsemé de bols de quinquina. Les malades s'exerçaient à qui les y attacherait le mieux; d'autres malades les emportaient en ville & les donnaient ou vendaient.

Il paraît que les abus de ce genre ne sont pas cessés puisque M. Lucadou, mon successeur dans cet hôpital, dit à la page 49 du traité sur les maladies de Rochefort qu'il vient de faire imprimer cette année. » J'obtins les plus grands succès de ce remede, (celui pour la fievre quarte conseillé par M. Lorenty), » je guéris par » ce moyen, soit dans les hôpitaux soit en ville, plus des » trois quarts des malades. Je suis obligé d'avouer que » dans l'automne de 1783 les bons effets de ce remede à » l'hôpital parurent d'abord moins brillans. Je ne savais » si je devais en accuser la constitution de l'année; mes » recherches à cet égard m'ont persuadé que la négligence des jeunes gens chargés de sa distribution en » était la principale cause.

Le même Auteur à la page 141, où il parle des

que dans le cas de guérifon ou du moins dans un état de convalefcence affurée (1) ; & enfin ce qui était le plus intéreffant, on aurait facilement réuffi auprès du Gouvernement à obtenir l'agrandiffement de l'hôpital du moment qu'il a paru néceffaire, & par-là éviter de voir les malades fi longtems entaffés.

L'ufage introduit par les Médecins eux-mêmes, était une autre caufe d'abus non moins dangereufe.

Au lieu de fe partager les malades entr'eux, un feul les voyait tous à tour de rôle par mois. Le nombre commun dans cet hôpital étoit de 400, il y en avait fouvent 600, j'y en ai vu jufqu'à un mille à la fois. On fent affez l'inconvénient d'une pareille furcharge pour les mala-

---

fébricitans rechutés parvenus à un état approchant du fcorbut au troifieme dégré, dit : » ils s'éteignent au » moment où on s'y attend le moins ; quelquefois ce- » pendant ils font très-dégoûtés plufieurs jours avant fa » mort ; mais c'eft un accident que nous ignorons fouvent, » parce que les malades le cachent pour pouvoir vendre » ou donner leur alimens à leurs camarades.

(1) M. Cochon Dupui, premier Médecin, foutenait qu'il était mieux de laiffer toute liberté aux malades ; ce n'a été qu'après l'établiffement des garnifons à Rochefort & la réception de leurs malades dans l'hôpital de la marine, que cet abus a été réprimé ; il a duré encore quelques tems avant d'être aboli pour la marine.

des & pour les Médecins ; je l'ai déjà dit, c'eſt beaucoup que 200 malades pour un Médecin, auſſi avouerai-je de bonne foi que la viſite de tant de malades m'excédait, que je ne voyais bien que les premiers, quelquefois auſſi les derniers. Le plaiſir de voir finir ma beſogne ranimait mon courage : une viſite qui dure cinq à ſix heures ne peut être ſoutenue avec la même attention.

Le changement du Médecin à chaque mois pouvait amener des inconvéniens, mais ils ſont moins dangereux, & peut-être ces inconvéniens ſont-ils alors compenſés par certains avantages qui réſultent de ces changemens même, qui, s'ils peuvent préjudicier à quelques malades peuvent devenir profitables à quelqu'autres.

Un autre abus plus nuiſible que ce dernier, mais que j'ai évité, parce que j'en étais le maître, eſt celui de l'heure de la viſite. Les ordonnances militaires la fixent à ſept heures en été & à huit heures en hyver ; cependant quelque fût le nombre des malades, on la faiſait ſouvent dès cinq heures du matin, quelquefois même plutôt.

Outre l'inconvenient de mal juger des malades à la lumière, il en réſultait pluſieurs autres, tels que d'interrompre leur repos, de les éveiller en ſurſaut, de les trouver ſuans ou tranſpirans, encore fatigués du ſommeil, de ne pouvoir juger ſainement dans cet inſtant de l'état du poulx &

du viſage que la précipitation de la viſite ne laiſſe pas le tems de raſſeoir, ni au malade encore à demi endormi celui de ſe recueillir, & de répondre aſſez vîte & convenablement.

Ces abus étaient fort anciens, & ils acquéraient encore plus de force par l'inſuffiſance du cahier de viſite. Je propoſai ſur tout cela mes idées de reforme, ce fut ſans ſuccès. Je crus alors que ma conſcience & mon honneur exigeaient que je tentaſſe de plus grands efforts; je préſentai un plan de réglement à M. de Ruys, alors Intendant de la marine; ce ſupérieur le trouva fort de ſon goût; mais malgré ſa bonne volonté, ce projet n'eut pas ſon exécution.

Je fis paſſer ce plan au Miniſtre, je reçus une réponſe agréable des Bureaux, c'eſt tout ce qui en eſt réſulté.

Je ne me décourageai point; je propoſai peu de tems après au Miniſtre des moyens non diſpendieux de rémédier aux inconvéniens du local troq reſſerré de l'hôpital & aux dangers des rechûtes. M. le Duc de Choiſeuil, alors Miniſtre, avait agréé le projet; mais des opinions oppoſées l'ont fait encore échouer.

Enfin, engagé par M. Richard, Inſpecteur général des hôpitaux militaires, & par M. Poiſſonnier, Directeur général de la médecine des Ports & des Colonies, de leur faire part de toutes mes vues pour le meilleur être des malades; je leur ai dressé, à diverses fois, sur-tout en 1762, 1763 & 1765, tous les mémoires que j'avais déja présentés. J'y ajoutai tout ce que je savais de plus propre à cet objet, & à l'instruction des Officiers de santé.

Quelque flatté que j'aie dû être de la conformité de mes vues avec celles que ces deux Inspecteurs ont concouru à faire insérer dans les ordonnances & réglemens émanés quelques années après de la part des départemens de la guerre & de la marine; je regrette infiniment qu'on n'ait point adopté entiérement l'usage des feuilles ou cahiers, journaux de visite que j'avais projettés & exécutés dans les mois d'août des années 1762 & 1763, & que j'avais alors remis à M. le Duc de Choiseuil & aux deux Inspecteurs, MM. Poissonnier & Richard.

Rien de cet utile projet n'a eu lieu dans les hôpitaux de la marine, du moins dans l'hôpital de Rochefort. Il y a eu une imitation établie dans les hôpitaux militaires; mais cette imitation est insuffisante. Il faut, & je le dis hautement, que les cahiers ou journaux de visite soient absolument tels que je les ai exécutés, ou jamais le service des hôpitaux ne sera ni assuré, ni parfait.

Il suffit de jetter les yeux sur ces feuilles ou cahiers journaux, dont je joins ici le modèle, pour se convaincre que l'ordre ou la forme de ces

Année 1762.

1er. Août.

[Ier. Tableau, page 90.]

HÔPITAL ROYAL DE LA MARINE DE ROCHEFORT,

SALLE St. CHARLES,

Exercice du Sr. DULAURENS, Medecin.

Chirurgien, le Sr. CREUZET. Apothicaire, le Sr. GAUTHIER

Numéros des Lits.	NOMS ET QUALITÉS des MALADES.	Jours d'entrée.	DÉTAIL DES MALADIES.	MÉDICAMENS.	Régime.	OBSERVATIONS ET ÉVÉNEMENS.	Ordre particulier.	Nombre des saignées.	Nombre des purgations
1									
2.									
3.	Léger, du Corps-Royal.	1 août.	Fiévre double-tierce avec mal de tête.	Saignée, 1°. 2°.	Diete.	Fiévre actuellement.		* *	
4.	Joseph Gras, du Corps-Royal.	25 juillet.	Fiévre double tierce.	Kina, trois prises.	Soupe.	Sans fiévre.		2	1
5.	Gilvet, Soldat de Béarn.	25 juillet.	Fiévre double tierce.	Kina, demain.	Diete.	Purgé pour la premiere fois.		3	1
6.	Brunette, du Corps Royal.	28 juillet.	Fiévre continue qui redouble le soir, selon sa déclaration.	Eau de casse avec les grains.	Diete.	Sans fiévre actuellement.		1	1 *
7.	Phouliere, de la Col.-Géa. Dragon.	30 juillet.	Fiévre tierce depuis dix-sept jours.	Kina laxatif, trois prises.	Potage.	Sans fiévre actuellement.			
8.	Messy, du Corps-Royal.	23 juillet.	Fiévre tierce.	Kina laxatif, trois prises.	Potage.	Sans fiévre.		3	1
9.	Copin, soldat de Béarn.	23 juillet.	Fiévre double-tierce.	Kina une prise.	Ration.	Sans fiévre.	Exeat.	1	1
10.	Debrandes, soldat de Béarn.	31 juillet.	Fiévre double-tierce.	Saig. 1°., lav. émolient, casse, manne avec les grain. demain.	Diete.	. . . .		*	*
11.	Christophe Adam, du Corps Royal.	1 août.	F. dble.-t., mal à la tête, bouche mauvaise.	Saignée 1°. 2°. lavem. émol.	Diete.	. . . .		* *	
12.	Nicolas Perault, de *idem.*	26 juillet.	A déclaré la fiévre tierce.	Kina demain.	Diete.	A la fiévre.	A voir.	3	1
13.									
14.									
15.									
16.	Romanus, Suisse.	26 juillet.	Fiévre double-tierce.	Kina, deux prises.	Potage.	Sans fiévre.			
17.	François Boulay, du Corps-Royal.	30 juillet.	Fiévre double-tierce avec du rhume.	Tis. pect. volnér. syr. kina laxatif, demain.	Diete.	Sans fiévre actuellement.			1
18.	Thomas Vernier.	22 juillet.	Fiévre double-tierce.	Kina 2 prises, lavem. émol.	Potage.	Sans fiévre.		2	1
19.	Pion, du Corps Royal.	28 juillet.	Fiévre double-tierce.	Purgation comm. vermifuge.	Diete.	. . . .		2	1
20.	Prunier, Matelot.	17 juillet.	Attaqué de convulsions & d'une paralysie de la langue qui le rend muet, la fiévre a depuis paru par accès.	K. avec la gentiane. 3 pr. décoction, antispasmodique.	Potage.	Il a été traité pendant l'exercice de M. Cochon-Dupuy, par les vermifuges, sans succès.		2 5	1 *
21.	Joseph, soldat Suisse.	4 juin.	*Il ne se plaint de rien.*		demi-rat.				
22.	Lahaye, soldat de Lorraine.	25 juillet.	Fiévre avec grande oppression, point de côté, suite d'amas de pus dans la poitrine; il étoit sorti de l'hôpit. quelque tems avant, après un long séjour.	Tis. pec. vul. syr. potion cord. liniment camphré.	Diete.	Il a été saigné quatre fois depuis qu'il étoit rentré à l'hôpital, & purgé une fois.	A garder pour l'ouvrir.	4	1
23.									
24.	Evrard, Soldat.	28 juillet.	F.-tierce un peu suspecte d'être continue.	Purgatif commun illico.	Diete.	. . . .			
25.	Perou, du Corps Royal.	26 juillet.	Fiévre double tierce.	Kina adouci trois prises.	Potage.	. . . .		2	*
26.								3	1
27.	Boisset, soldat de Béarn.	23 juillet.	F. double-t. mal à la poitrine & à la tête.	Kina adoucissant, tis. pect.	Soupe.	Sans fiévre.			
28.	Gravelin, grenadier du Rég. d'Eu.	15 juillet.	Déclaré un peu de fiévre, de mal à la tête, à la poitrine & au ventre.	Tis. pect. syr. lavem. anodin.	Diete.	Sans fiévre.	A voir.	5	1
29.	Sabran, soldat de Lorraine.	25 juillet.	Fiévre double-tierce.	Kina demain.	Ration.	Sans fiévre.		4	2
30.	Cornetto, du Corps Royal.	17 mai.	Scorbutique, un pilier d'hôpital, où je l'ai presque toujours vu.	Fom. aromat. bouillon de cochlearia, à panser.	D.-rat.	Les secours prescrits lui ont été toujours & sous tous les exercices administrés sans succès, tant par mes collégues que par moi. Sans fiévre.	A renvoyer comme incurable, & inutile au service.	2	(
31.	Pierre Buguenot, de *idem.*	30 juillet.	Fiévre double-tierce, mauvaise bouche.	Tisan. royale avec les grains.				5	3
32.	Chatelain, de *idem.*	27 juillet.	Fiévre double-tierce.	Aposême, feb. dans l'interm.	Diete.	Fiévre actuellement.		1	*
33.								1	1
34.									
35.	Foulon, soldat de Lorraine.	1 août.	Fiévre, mal de tête & de poitrine, rechute.	Saig. 1°. 2°. casse, manne 3 grains, demain, tis. pect.	Diete.	. . . .			
36.	Machu, soldat de Lorraine.	24 juillet.	Fiévre, rhume, bouche mauvaise.	Tis. pect. syr. k. adou. 3 pr.	Potage.	. . . .		* *	*

			… que tems avant, après un long séjour.			& purgé une fois.			
23.									
24.	*Evrard, Soldat.*	28 juillet.	F.-tierce un peu suspecte d'être continue	Purgatif commun illico.	Diete.	. . . .		2	✻
25.	Perou, du Corps Royal.	*26 juillet.*	*Fiévre double tierce.*	Kina adouci trois prises.	Potage.	. . . .		3	1
26.									
27.	Boiffet, soldat de Béarn.	23 juillet.	F. double-t. mal à la poitrine & à la tête	Kina adoucissant, tis. pect.	Soupe.	Sans fiévre.		5	1
28.	Gravelin, grenadier du Rég. d'Eu.	15 juillet.	Déclaré un peu de fiévre, de mal à la tête, à la poitrine & au ventre.	Tis. pect. syr. lavem. anodin.	Diete.	Sans fiévre.	A voir.	4	2
29.	Sabran, soldat de Lorraine.	25 juillet.	Fiévre double-tierce.	Kina demain.	Ration.	Sans fiévre.		2	1
30.	Cornette, du Corps Royal.	17 mai.	Scorbutique, un pilier d'hôpital, où je l'ai presque toujours vu.	Fom. aromat. bouillon de cochlearia, à panser.	D.-rat.	Les secours prescrits lui ont été toujours & sous tous les exercices administrés sans succès, tant par mes collégues que par moi. Sans fiévre.	A renvoyer comme incurable, & inutile au service.	5	3
31.	Pierre Buguenot, de *idem.*	30 juillet.	Fiévre double-tierce, mauvaise bouch.	Tisan. royale avec les grains.				1	✻
32.	Chatelain, de *idem.*	27 juillet.	Fiévre double-tierce.	Apozême, feb. dans l'interm.	Diete.	Fiévre actuellement.		1	1
33.									
34.									
35.	Foulon, soldat de Lorraine.	1 août.	Fiévre, mal de tête & de poitrine, rechuté.	Saig. 1°. 2°. casse, manne 3 grains, demain, tis. pect.	Diete.	. . . .		✻ ✻	✻
36.	Machu, soldat de Lorraine.	24 juillet.	Fiévre, rhume, bouche mauvaise.	Tis. pect. syr. k. adou. 3 pr.	Potage.	. . . .		2	1
37.	Caperon, du Corps Royal.	28 juillet.	Fiévre double-tierce.	Purgation commune demain.	Diete.	. . . .		2	✻
38.	Denis, soldat de Lorraine.	1 août.	Fiévre double-tierce.	Saignée, purg. com. demain.	Diete.	. . . .		✻	✻
39.									
40.	Clavel, soldat de Lorraine.	1 août.	F.-tierce, rechuté, ayant été saigné en ville.	Tis. royale avec les grains.	Diete.	Fiévre actuellement.		1	✻
41.	Dauphin, du Corps Royal.	30 juillet.	Fiévre doub.le-tierce avec rhume.	K. laxa. 3 prises, tis. pector.	Soupe.	Sans fiévre.		1	
42.									
43.	Martin-Guillaume, soldat Suisse.	23 juillet.	S'est plaint du mal au côté, & fatigué de voyage, rien de plus.	Tis. pect. syr. lav. émollient.	D.-rat.	. . . .	A voir.	2	
44.	Denis Horsier, Matelot.	30 juillet.	Fiévre double-tierce avec du rhume.	Tis. pectorale, vuln. syrop.	Soupe.	Sans fiévre.		2	1
45.									
46.	Louis Ethier, Canadien, journalier.	26 juillet.	Fiévre double-tierce.	Kina demain.	Potage.	Sans fiévre.		2	[illegible]
47.	Desnullin, du Corps Royal.	1 août.	F. d^ble.-t. rechuté, mal à la poitr. & à la tête.	Purgation commune demain.	Diete.	. . . .			✻
48.									
49.									
50. 1 & 2									
51. 1.									
51. 2.	Augustin Rosé, soldat de Béarn.	27 juillet.	Fiévre, chancre à la gorge.	Pansé apos. fébrifuge.	Diete.	Sans fiévre.	A voir.	2	1
52. 1 & 2									
53. 1 & 2									
54. 1 & 2									
55. 1 & 2									
56. 1 & 2									
57. 1 & 2									
58. 1.	Bernard Vernefougue, Suisse.	25 juillet.	Fiévre tierce.			N'a pas voulu sa méd. ord. la veille.		1	
58. 2.	René Foucher, Matelot.	30 juillet.	F. d^ble.-t. bouche mauv., langue chargée.	Manne, 3 onces 3 grains.	Diete.	. . . .		1	✻
59. 1 & 2									
60. 1 & 2									
61. 1 & 2									
62. 1	Kestrée, soldat Suisse.	27 juillet.	F.-quarte en rechute d'une f. doub.-tierce.	Tis. ap. sy. des 5 rac. k. lax. 3 p.	Soupe.	. . . .		2	1
62. 2	Houdain, du Corps Royal.	29 juillet.	Fiévre continue.		Diete.	. . . .		5	3
63. 1	Levillemonre, soldat de Béarn.	23 juillet.	Fiévre double tierce.	Kina, une prise.	D-rat.	Fort bien.		3	1
63. 2									
64. 1									
64. 2.	Bray, soldat de Lorraine.	25 juillet.	Fiévre double-tierce.	K. trois prises.	D.-rat.	Fort bien.		1	1
65. 1 & 2									
66. 1	Geoffroy.	28 juillet.	Fiévre double-tierce.	Kina demain.	Diete.	. . . .		1	1
66. 2	Colbachir, Suisse.	24 juillet.	Fiévre double-tierce.	Kina demain.	Potage.	. . . .		1	2
67. 1									
67. 2	Louis Brodier, soldat de Lorraine.	25 juillet.	Fiévre continue.	Tis. nitrée, apos. fébrifuge.	Diete.	Un peu de fiévre.	A voir.		
68. 1									
68. 2	Michel Mayer, Suisse.	31 juillet.	mal à la tête, rechute, un peu de f. le mat.	Lav. lax. man. 3 onc. 3 grains.	Diete.	. . . .		2	✻
69. 1	Michel Danse, Suisse.	26 juillet.	Fébricitant, se dit mal à la tête.	Kina trois prises.	D.-rat.			1	1
69. 2	Seneftre, Suisse.	28 juillet.	Fiévre double-tierce.	. . . .		Il n'était point à son lit.		1	1
70. 1									
70. 2	Louis Charenne.	27 juillet.	Fiévre double-tierce.	. . . .	Diete.	Un peu de fiévre actuellement.		2	1

LES avantages de cette feuille étant détaillés dans l'ouvrage, il suffit ici de faire connaître combien l'exécution en est facile.

La premiere colonne étant imprimée et invariable ne donne aucun soin.

La deuxiéme et la troisiéme ne donnent d'occupation que lorsque le malade entre, et cet objet se remplit avant la visite.

La quatriéme colonne qui est des plus essentielles, n'est que la consignation de la déclaration du malade, ou l'état du malade reconnu par le Médecin, ce qui exige peu de tems et peu d'écriture.

La cinquiéme et la sixiéme colonne sont par-tout d'usage.

La septiéme se remplit presque toujours à loisir.

La huitiéme n'exige que peu de mots et pour quelques malades seulement.

La neuviéme et la dixiéme n'exigent que des chiffres qui se marquent après la visite.

Les croix indiquent les saignées et les purgations qui sont ordonnées, les chiffres indiquent que ces secours ont été administrés.

CAHIER DE VISITE

Tel qu'il a toujours été exécuté dans l'Hôpital Royal de la Marine de Rochefort, & tel qu'il l'est à peu-près dans l'Hôtel-Dieu de Paris, & dans la plûpart des Hôpitaux.

Exercice de M. Cochon-Dupuy, premier Médecin.

Lit	Prescription	Régime
49. 2.	Kina. 3 prises	potage.
1.	K. 3 prises.	potage.
2.	K. 1 prise	demi-ration.
50. 1.	K. 2 prises.	demi-rat.
50. 2.	K. 3 prises.	potage.
51. 1.	K. 1 prise	demi-rat.
51. 2.	K. 3 prises, pansé	diete.
3.		lavement.
4.		diete.
52. 1.	K. lavement	demi-rat.
52. 2.	K. 1 prise	demi-rat.
53. 1.		diete.
53. 2.	K. 1 prise	demi-rat.
54. 1.	K. 1 prise, lavement	demi-rat.
54. 2.	fomentation	demi-rat.
5.	purg. com.	diete.
6.	faignée	diete.
55. 1.		diete.
55. 2.	tis. pec. syr.	demi-rat.
7.	faignée	diete.
8.	K. 3 prises.	diete.
56. 1.	K. 1 prise	demi rat.
56. 2.	K. 2 prises, lavement	demi-rat.
57. 1.	faignée	diete.
57. 2.	purg. com.	diete.
9.		ration.
10.		demi-rat.
58. 1.	purg. com. lavement.	
58. 2.	faignée	diete.
59. 1.	K. 3 prises.	potage.
59. 2.	K. 1 prise	demi-rat.
60. 1.	K. 3 prises.	potage.
60. 2.		ration.
11.	K. 2 prises.	demi-rat.
12.	pur. com.	diete.
61.		ration.
62. 1.		diete.
62. 2.	pur. com.	diete.
63. 1.	K. 3 prises.	potage.
63. 2.		ration.
64. 1.	K. 3 prises.	diete.
64. 2.	K. 3 prises.	diete.
65. 1.		ration.
65. 2.	K. 1 prise.	demi-rat.
66. 1.	pur. com.	diete.
66. 2.	lavem. tis. pec. pur. com.	potage.
16.	K. 3 prises.	diete.
17.	pur. com.	diete.
67. 1.	K. 3 prises.	diete.
67. 2.		ration.
68. 1.	pur. com.	diete.
68. 2.	faignée	diete.
18.	K. 3 prises.	diete.
19.		diete.
69. 1.	K. trois prises.	diete.
69. 2.		diete.
70. 1.	pur. com.	diete.
70. 2.	faignée	diete.
20.	po. ver. 1 verre	potage.
21.		demi-rat.
22.	tis. pec. pot. pec. looch.	diete.
23.	faignée	diete.
24.	faignée.	diete.
25.	K. 3 prises.	diete.
26.		demi-rat.
27.	pur. com. tis. pec. syrop	diete.
28.	tis. pec. syrop.	potage.
29.		demi-rat.
30.	pansé cochl. tis. pec. fom.	
31.	faig.	diete.
32.		diete.
33.	op. pec. febri.	demi-rat.
34.	K. 3 pris. tis. pec. syrop.	potage.
35.	tis. pec. syrop.	demi-rat.
36.	tis. pec. syrop.	diete.
37.		diete.
38.	op. pec. febri.	demi-rat.
39.		diete.
40.	K. 2 prises.	potage.
41.		diete.
42.		diete.
43.	K. 2 prises.	potage.
44.		diete.
45.	K. 2 prises.	demi-rat.
46.	pur. com. K.	potage.
47.	K. 2 prises.	demi-rat.
48.	K. 2 prises.	demi-rat.

OBSERVATIONS sur les Dangers de l'Usage ci-dessus.

1°. LES numéros des lits ne sont point suivis selon l'ordre naturel & tel qu'ils sont dans les salles. Par cet usage, peut-être unique aux Médecins de Rochefort, il y a plus de dangers pour les erreurs & les quiproquo, sur-tout de la part des sujets nouvellement attachés au service de l'hôpital.

2°. Il y avait quatre-vingt-sept malades au 31 Juillet; il en est sorti quarante-quatre le premier août avant la visite, & tous sans exéat, ainsi qu'il était d'usage. Ces quarante-quatre sortis ont quitté l'hôpital en tout état de régime & de maladie, abus pernicieux qui rendait les rechûtes plus fréquentes & plus dangéreuses, abus qui occasionne une augmentation de dépense & une plus grande perte d'hommes.

3°. Ce cahier de visite ne peut en aucune maniere éclairer le médecin, il ne lui fait connaître ni l'état de son malade, ni le tems de la maladie, ni ce qui lui a été prescrit, ni ce qui peut être survenu ou naturellement, ou par l'effet des remedes, par erreur, ou par négligence. Abus qui entraîne nécessairement des suites funestes, même sous le médecin le plus instruit.

P R E U V E.

LE nommé *Lahaye*, soldat du Régiment de Lorraine, est entré à l'hôpital le 25 juillet 1762, il est mort le 2 août au soir. M. Cochon Dupui, Chevalier de l'Ordre du Roi, premier Médecin de la Marine, qui faisait la visite dans le mois de Juillet, n'a pu, d'après la visite en usage, être instruit de l'état de ce malade; il l'a fait saigner quatre fois & purger une fois *. Si ce Médecin avoit sçu par son cahier de visite, ainsi que je l'ai sçu par ma feuille, que ce malade entré le vingt-cinq était un rechuté qui sortait de l'hôpital après y avoir fait un long séjour; si la déclaration de ce malade avait été consignée sur le cahier de visite d'usage, comme dans ma feuille, M. Cochon Dupui aurait pu voir, comme moi, que ce malade était un Empyique incurable, & il ne lui aurait point ordonné les quatre saignées & la purgation en cinq jours, ou il aurait ordonné l'opération de l'empyème, s'il avait alors jugé la maladie encore susceptible de guérison, ou dans le cas contraire il aurait soutenu les forces du malade.

C'est parce que ma feuille étoit plus propre à m'instruire, que j'ai jugé à l'instant de ma premiere visite que la mort du malade était inévitable, & qu'elle ne tarderait pas, qu'en conséquence j'ai fait ajouter dans la huitième colonne, qui est celle des ordres particuliers, l'ordre de garder ce malade pour l'ouverture *. Il est mort le deux août; il a été ouvert le trois. La grande quantité d'eau & de pus qui remplissait la poitrine, la couleur & l'infection de ces matières épanchées démontrèrent l'ancienneté & l'incurabilité de la maladie, en même tems que l'inutilité au moins, des quatre saignées & de la purgation.

Je ne cite que cette erreur, mais on doit penser que, si dès le premier jour dans une seule salle de cinquante malades, j'en ai observé une aussi funeste, il s'en doit commettre un très-grand nombre, de plus ou moins semblables, dans un hôpital qui contient ordinairement cinq ou six cent malades. On doit aussi conclure que l'usage de mes feuilles obviant à des abus aussi meurtriers, il était & il serait de la plus grande importance de les établir.

Il y a vingt-quatre ans que j'ai adressé au Ministre, & par sa voie aux Médecins-Inspecteurs, deux cahiers contenant chacun trente-une feuilles pareilles à celle qui forme le précédent tableau. J'ai joint à chaque cahier la visite du 31 juillet précédent, pour servir de comparaison. Ces feuilles rendent le service que j'ai exécuté conformément dans les mois d'août 1762 & 1763. Je n'ai à la vérité ni continué ce service, ni ne l'ai étendu dans plus d'une salle, parce que je ne le pouvais sans ordre supérieur, à moins que je n'eusse voulu y suppléer à mes dépens, comme je l'ai fait dans ces deux mois. La modicité de ma fortune interdisait ce sacrifice à mon zèle.

* Voyez n°. 22 du précédent Tableau.

* Cet ordre se donne à voix basse pour ne pas désespérer le malade.

feuilles ne peuvent être changés : si on ôtait une des dix colonnes, on rendrait ces journaux défectueux ; si on en ajoutait une, on amenerait la confusion.

J'ai cru devoir joindre aussi un modèle du cahier de visite tel qu'il est d'usage ; la comparaison fera mieux sentir les différences avantageuses que j'ai proposé d'introduire.

Je ne puis me résoudre à laisser cette matière importante & si intéressante pour l'humanité, sans l'appuyer d'un extrait de ce que j'écrivais à M. Poissonnier, le 5 novembre 1765, lors de l'envoi d'un mémoire qu'il m'avait demandé de la part du Ministre (1).

« C'est dans la vive douleur que je ressens de voir périr tant de gens utiles, qu'il serait si aisé de guérir, & sur la considération de l'inutilité de tous mes efforts pour le bien, que j'ai enfin conçu l'heureux projet de mes feuilles. Par elles je remedie aux abus, en les forçant au grand jour ; le crédit, la cabale, l'entêtement, la ruse,

---

(1) Ce mémoire avait pour titre : Mémoire relatif aux établissements nécessaires pour rendre le service des malades sur terre & sur mer, dans l'hôpital & en ville, le plus sûr & le plus parfait qu'il est possible, pour conserver la santé des troupes, des gens de mer & des équipages ; pour choisir & rendre les officiers de santé les plus propres à cet important service.

tout échoue, la vérité triomphe ſans appui & ſans riſques par leur moyen ».

« J'ai long-tems réfléchi ſur l'utilité de ces feuilles, je puis vous aſſurer, Monſieur, qu'il n'y a que ce moyen de rendre les hôpitaux utiles, d'y porter le plus grand ordre & la plus grande exactitude. Le Médecin rend à la vérité compte de ſa conduite; mais que craint-il dès qu'il a les lumières qu'on a droit d'exiger de lui ? On ne le ſuppoſe point infaillible; Hyppocrate & Sidenham n'ont point rougi d'avouer qu'ils s'étaient trompés. N'eſt-il pas d'ailleurs amplement dédommagé par la ſatsfaction qu'il reſſent de s'aſſurer mieux de l'état de ſes malades, en ſe rendant leurs déclarations toujours préſentes, en ſe procurant un moyen de juſtification contre des ennemis, ou des ignorans, en s'éclairant ſur ſon art, en éclairant les autres ? N'a-t-il pas le plaiſir flatteur de ſervir dans un coin du monde toute l'humanité entière, de donner des leçons utiles, d'en recevoir, de porter la médecine à la plus grande perfection poſſible ? Par la comparaiſon des journaux, à laquelle il concoure par ces feuilles, les hôpitaux remplaceraient ces temples ſi ſacrés de l'antiquité, & les Médecins, comme les anciens Miniſtres des Dieux, en renouvelleraient les oracles ».

« J'entrevois toute la répugnance que quelques Médecins qui méritent peu ce titre, apporteront à cet établiſſement ; accoutumés à jouir d'une réputation plus ſouvent ſubjuguée que méritée, à entendre décorer leurs routines du beau nom d'expérience, à voir même leurs uſages erronés encenſés par l'habitude, ils craindront que ces feuilles, en faiſant tomber le maſque, ne montrent que l'homme & diſſipent le Médecin; mais le bien général, les droits de l'humanité, ceux de la raiſon permettent-ils de balancer? Qu'eſt-ce que l'avantage particulier, qu'eſt-ce que la paſſion ou l'entendement en oppoſition au plus grand des biens poſſibles pour l'humanité ſouffrante? »

« L'exécution de ces feuilles n'eſt ni impoſſible, ni difficile, elle eſt poſſible, puiſque je l'ai faite ſans avoir d'aide inſtruit, & dans le plus fort de mes occupations (1) ».

« Cette exécution eſt facile, elle abrege même le travail du Médecin, en le diſpenſant de pluſieurs interrogations; les éleves étant choiſis, comme je l'ai dit, bien nés, intelligens, ſachant lire & écrire, dreſſeront ces feuilles, ſous la dictée du Médecin qui en ferait le rédacteur; celui-ci la ſignerait à la fin de ſa viſite, elle ſerait dépoſée le lendemain au bureau de l'hôpital, on en ferait des extraits pour être préſentés chaque jour au principal Adminiſtrateur, & à loiſir,

(1) J'avais 600 malades à traiter dans l'hôpital & plus de 40 en ville.

des copies pour être envoyées aux Inſpecteurs ».

« La ſeptieme colonne, qui eſt celle des obſervations & des événemens, ſuffirait pour inſtruire les ſupérieurs des déſordres, négligences ou abus qui ſe feraient gliſſés dans ce ſervice, & il ſuffit ſouvent qu'ils ne puiſſent être cachés, pour qu'ils n'aient point lieu ».

« Ces feuilles contiendraient l'âge, les noms, les qualités des malades; elles juſtifieraient bien autentiquement des jours d'entrées, ſorties & morts; il réſulterait de-là que les écrivains des hôpitaux n'auraient d'autre beſogne que d'enregiſtrer ou copier ces feuilles, & d'y ajouter le calcul des journées ».

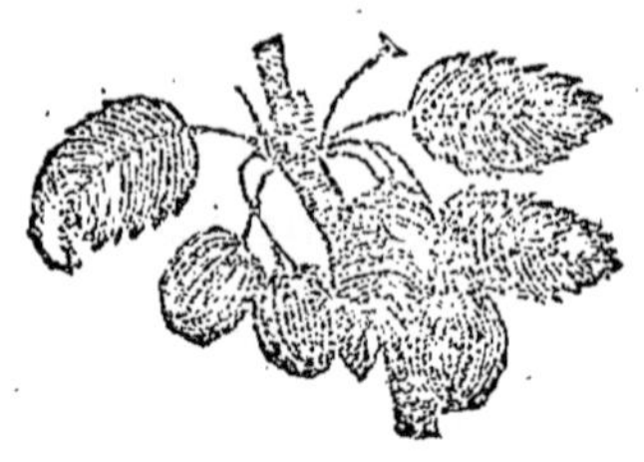

CHAPITRE X.

Des réglemens pour le service intérieur.

L'HÔPITAL construit convenablement, pourvu de tout ce qui est nécessaire, les soins des malades confiés à des Officiers de santé bien choisis, à des personnes charitables & intelligentes & à des serviteurs zèlés & dociles, il n'y faut plus, pour en rendre le service parfait, que d'y établir & maintenir le bon ordre par des réglemens qui indiquent, d'une manière claire & précise, la forme du service que chaque individu doit remplir.

Réglement pour les Officiers de santé (1).

LES Médecins doivent faire leurs visites au plutôt à six heures dans les mois de mai, juin, juillet, août; à sept heures dans les mois de mars, avril, septembre & octobre; & à huit heures dans les mois de novembre, décembre, janvier & février.

La visite du Chirurgien doit avoir lieu demi-heure après.

(1) On supposera toutes les salles construites pour 50 malades & un médecin pour 200 au plus,

Chacun de ces Officiers doit être tenu à une ſe-conde viſite après midi. Cette viſite n'étant point auſſi étendue que celle du matin, elle peut être fixée à l'heure déterminée entre ces premiers Of-ficiers, mais l'heure doit toujours être connue de ſubalternes.

Le Médecin doit être accompagné dans ſa vi-ſite des Chirurgiens de la ſalle, des aſſiſtans & d'un garçon ou fille d'hôpital.

Le plus ancien des deux Chirurgiens de l ſalle préſentera au Médecin la feuille ou cahie journal de viſite (1) de la veille; il tiendra un autre feuille pareille pour y écrire dans chaqu colonne tout ce qui ſera dicté & preſcritpar l Médecin, tant ſur la nature de la maladie, que ſu tous autres objets.

L'aſſiſtant le plus ancien écrira ſur un autr cahier tout ce qui concernera le régime du ma-lade, & les ordres particuliers relatifs à ſes fonc-tions.

Auſſitôt la viſite finie, le Chirurgien dépoſe la feuille ſignée par le Médecin ſur une tabl placée au milieu de la ſalle, pour que l'élev en pharmacie, ou celui qui en tient lieu, puiſſe d ſuite venir faire le relevé, d'abord des remede

(1) On le ſuppoſe imprimé par colonnes comme l modele ci-deſſus.

preſcri

prescrits illico, & ensuite de ceux dont la préparation & la distribution doivent avoir lieu dans la journée, ou le lendemain matin avant la visite.

Les deux Chirurgiens de la salle seront chargés d'exécuter, dans l'ordre & dans les tems requis, tous les secours chirurgicaux prescrits aux malades, ainsi que de veiller à l'exécution des ordres particuliers.

Ils seront également chargés de faire la distribution de tous les remedes internes, & de veiller à ce que les malades les prennent convenablement. En cas que le remede n'ait point été pris à raison de refus, ou d'autre empêchement, ils en tiendront la note qu'ils placeront dans la colonne des observations & événemens.

Ils écriront dans cette même colonne les abus indépendans de leurs fonctions qui proviendront, soit de la part des malades, soit de celle des assistans & autres personnes, ainsi que les principaux événemens non ordinaires survenus aux malades, naturellement, ou par l'effet des remedes.

Cette feuille sera représentée au Médecin, pour lui servir à la visite du lendemain; il la remettra signée de lui, après l'avoir rectifiée s'il est besoin.

Cette feuille, devenue alors inutile au service courant, sera déposée dans les bureaux de l'hôpital, pour y être conservée, enregistrée & multipliée selon les besoins de l'administration (1), & en être tiré les extraits nécessaires pour instruire les supérieurs.

Les éleves en chirurgie seront distribués à tour de rôle, par semaine ou par mois, pour faire le service de la chirurgie dans la salle des blessés, & ils y feront, sous les ordres du Chirurgien en chef, tout ce qui sera prescrit pour les salles des malades. Ils sont également distribués à tour de rôle, en nombre requis pour la partie du service de la pharmacie relative à la préparation & composition des formules.

Ces éleves seront chargés du soin des thermometres, à l'effet de graduer le feu des poëles en hyver; ils seront chargés, en tous tems, de marquer sur chaque feuille de visite les variations de ces instrumens & des barometres qui seront placés dans leurs salles, ainsi que de ceux placés à l'extérieur, pour servir de comparaison.

Les malades entrans seront visités par l'un des plus anciens Chirurgiens qui les distribuera dans

(1) Ce travail & cette dépense sont compensés par celle que nécessité le travail ordinaire des hôpitaux qui se trouve infiniment diminué; au surplus la conservation des hommes qui résultera de ce bon ordre suffit pour qu'on n'ait pas à regretter cette modique dépense.

chaque salle, par égalité, en ayant égard toutefois aux exceptions réglées par les principaux Officiers de santé, pour les maladies dont la communication & la contagion pourraient devenir nuisibles aux autres malades. Il aura attention de faire placer les malades attaqués de diarrhées ou de dyssenteries peu dangereuses dans la partie des salles qui avoisinent le plus près la sortie pour les latrines.

Les deux plus anciens Chirurgiens éleves seront chargés de vérifier si tout ce qui a été prescrit par les Médecins & Chirurgiens en chefs, est exécuté convenablement. Ils tiendront note des omissions ou retards, & de leurs causes; ils remettront cette note aux Médecin & Chirurgien major, qui en feront l'emploi selon leur prudence dans le journal ou feuille de visite, à la colonne des observations & événemens.

L'Apothicaire fera exécuter sous ses yeux, d'abord les remedes ordonnés illico, ensuite il procédera à la composition & préparation des formules magistrales.

Il mettra ou fera mettre des étiquettes à tous les vases, boëtes ou paquets contenans lesdites formules. Ces étiquettes contiendront les noms de la formule, la maniere dont elle doit être administrée, ainsi que le nom des malades, celui des salles, & les numéros des lits.

Il ira deux fois le jour dans toutes les salles,

vers midi & le soir, vérifier si la distribution a été faite avec exactitude; il tiendra note du contraire sur un registre particulier, coté & paraphé par l'Officier supérieur de l'administration dudit hôpital. Il en donnera un relevé au Médecin à la visite du lendemain matin. Son registre sera conservé pour servir de contrôle & de pièce justificative au besoin.

Il veillera avec attention à ce que les herbes & autres remedes simples indigènes soient amassés & conservés en tems, en quantités & qualités requises, & à ce qu'il n'en manque point de celles qu'on pourrait cultiver, & faire abonder dans le jardin de plantes usuelles, s'il en est établi un dans l'hôpital.

L'Apothicaire en chef des grands hôpitaux (celui de 400 malades) aura de plus le soin de tenir la pharmacie toujours approvisionnée de tous les médicamens exotiques & indigènes nécessaires pour les compositions officinales galéniques & chimiques, qui sont adoptées dans le dispensaire à établir pour les hôpitaux, & il sera chargé de procéder à ces compositions en présence des Officiers de santé & des éleves, conformément aux réglemens qui seront prescrits par les principaux Officiers de santé.

Réglemnes pour les assistans & autres serviteurs.

Les assistans, au nombre de deux par chaque salle de 50 malades, auront le plus grand soin que les malades aient la subsistance ordonnée par les Officiers de santé, sans se permettre d'y rien augmenter.

Il leur sera cependant permis de retrancher les alimens solides, lorsque la fiévre sera survenue au malade à l'insçu du Médecin, mais toujours d'après l'avis du plus ancien Chirurgien de la salle.

La subsistance des malades consiste en bouillons & potages gras ou maigres, en pain, vin, viande, œufs, ris, pruneaux & autres végétaux, dont les quantités & qualités doivent être réglées par les premiers Officiers de santé, & spécifiées dans les marchés, si les hôpitaux sont mis à l'entreprise. En général il est d'usage, & cet usage peut être adopté par-tout, que la ration entière soit composée d'une livre de viande, deux tiers bœuf, un tiers de veau ou mouton, réduite à 10 onces, sans les os, étant cuite, d'une livre & demie de pain, & d'une chopine de vin. La demi-ration doit être en proportion : quant aux quarts de ration, il paraît superflu d'en continuer l'usage ; cette division est trop minutieuse & embarrassante, on y supplée mieux par les potages, les œufs, le ris, les pruneaux.

Les garçons d'hôpital doivent avoir double ration de vin, c'est-à-dire, pinte au lieu de chopine. Quant aux élèves Chirurgiens, aux Apothicaires & aux assistans, ils doivent avoir, outre la double ration de vin, les autres alimens en valeur double. La distribution des subsistances solides doit avoir lieu deux fois le jour, aux heures indiquées par les premiers Officiers de santé.

Les assistans donneront, à ceux qui seront à la diette, du bouillon toutes les quatre heures ; ils veilleront à ce que les bouillons & tous autres vivres soient de bonne qualité, conformes au marché qui aura été conclu avec l'Entrepreneur.

L'inspection journalière sur cette partie du service, même celle de toutes les fournitures & approvisionnemens, doivent être essentiellement dévolues aux principaux Officiers de santé, ce qui n'empêche l'administration d'y joindre le principal de ses Officiers destinés à la comptabilité de l'hôpital ; il serait même utile que le dernier jour de chaque mois il se fît une revue générale, tous les sujets attachés à l'hôpital présens, par un des principaux Administrateurs, de l'état de l'hôpital, de la quantité & qualité des fournitures & approvisionnemens, ainsi que du zèle & des services de tous les individus attachés à l'hôpital. Cette revue serait insérée en abregé dans la colonne des observations de la feuille du même jour.

Il y aura toujours un des assistans qui sera de garde pendant la nuit, afin qu'en tous les tems les malades puissent être secourus convenablement.

Les aſſiſtans auront ſoin de faire entretenir en hyver le feu des poëles, & en été ils feront placer une baſſine avec de la braiſe allumée pour qu'en tout tems l'eau & les tiſannes tiedes ne manquent point aux malades, auxquels le Médecin les ordonnerait, ſoit pour boiſſon, ſoit pour l'extérieur.

Quant aux bains & demi-bains, à moins de grande néceſſité, ils n'auront lieu que dans une ſalle deſtinée à cet uſage, où les aſſiſtans feront conduire ceux de leurs malades à qui ce ſecours ſerait ordonné. Ils auront la précaution de baſſiner ou faire baſſiner le lit au moment du retour du malade.

Les Aſſiſtans auront la plus grande attention à ce que les malades ſoient bien couchés & couverts ; ils avertiront auſſitôt qu'ils s'appercevront de quelques abus à cet égard. Ils auront la même attention pour que les malades ſoient changés de draps & de linges auſſi ſouvent que le marché le preſcrira, & plus ſouvent s'il eſt beſoin, d'après l'avis des Officiers de ſanté.

Les lits occupés par des convaleſcens feront faits le matin ; ceux occupés par des malades plus graves le feront le matin & le ſoir, afin de procurer aux malades d'être mieux couchés la nuit ; ces lits étant dans le cas d'être plus dérangés dans le jour par les fréquents découchemens & recouchemens des malades.

Les Assistans feront eux-mêmes cette besogne ou la feront faire en leur présence par les serviteurs.

Il ne sortira aucun malade ou blessé sans la permission de l'un des principaux Officiers de santé par un *exeat* qui sera inscrit la veille sur le journal de visite.

Les Assistans ne permettront à aucun malade de se promener dans les salles ou dehors, sans qu'ils soient vêtus de leurs capotes, bonnets & bas.

A mesure qu'il mourra quelque malade, l'Assistant avant de le laisser ensevelir & ôter du lit, fera avertir le plus ancien Chirurgien éleve, qui constatera la mort; après quoi seulement on portera le cadavre au lieu destiné pour les morts, s'il n'a point été réservé pour l'ouverture par le Médecin.

Les lits où il sera mort quelqu'un de maladie non contagieuses, resteront ouverts & les fournitures seront exposées à l'air pendant 24 heures avant de servir à d'autres malades. Si la mort était survenue à la suite de maladies dont la communication ou la contagion seraient à craindre, on parfumera les lits, on changera les fournitures, les anciennes seront parfumées, exposées à l'air, même lavées ou brûlées selon le besoin déterminé par les avis des médecins.

Les serviteurs, garçons ou filles de l'hôpital seront toujours subordonnés aux Officiers de santé, mais principalement & plus directement aux Assistans, auxquels ils seront obligés d'obéir en tout ce qui concernera le service des salles & celui des malades.

Ils seront chargés de balayer, & au besoin de laver les salles, les bois de lits, de tenir propres les gobelets, écuelles & autres ustensiles servans aux malades, ainsi que les pots de nuit & les chaises percées.

Cette dernière besogne se fera deux fois par jour, le matin avant la visite & le soir après.

Pour éviter toute infection dans la salle, les chaises seront portées toutes fermées dans la cour, où elles seront ouvertes, les vases retirés, vuidés, nettoyés avant d'être remis en place.

Tous les matins aussitôt le lever du soleil, les lits des malades étant bien clos, on tiendra les fenêtres des salles ouvertes pendant un demi-quart d'heure; on réitérera cette ouverture un peu avant la visite, les lits des malades étant alors couverts.

Les salles ayant des croisées de chaque côté, on les ouvrira dans les beaux tems, ou on n'ouvrira que du côté favorable; on étendra les rideaux si le soleil fatigue les malades; on pourra aussi les étendre pendant que les fenêtres sont ouvertes, pour agiter l'air & rafraichir les salles.

S'il est nécessaire de parfumer les salles, on y procédera dans l'intervalle de ces deux aërations, d'après les instructions données par les principaux Officiers de santé.

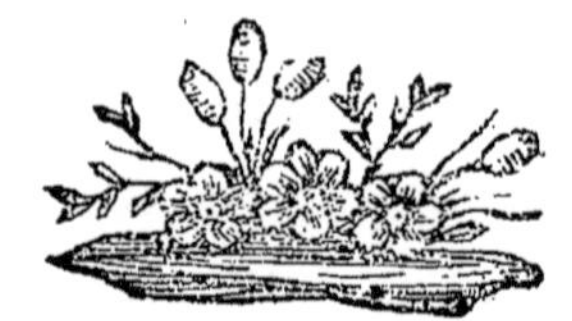

CHAPITRE XI.

Des Médecins inſpecteurs.

Les Médecins inſpecteurs ſont des Officiers de ſanté ſupérieurs, à qui les Miniſtres & l'adminiſtration accordent leur confiance pour aller viſiter de tems en tems les hôpitaux, pour les maintenir dans le bon ordre, corriger les abus, s'ils en apperçoivent, & faire, ou propoſer les réformes ou autres arrangemens qui paraiſſent néceſſaires.

L'établiſſement des feuilles ou cahiers journaux pouvant inſtruire, même avec détail, le gouvernement de ce qui ſe paſſe chaque jour dans tous les hôpitaux du Royaume, il eſt évident que ces ſortes de viſites des Inſpecteurs deviennent inutiles; car en ſuppoſant que, malgré l'établiſſement de ces journaux, il pourrait exiſter des abus, ils ſeraient légers, ou bientôt connus, & bientôt réprimés.

Mais ſi ces viſites des Inſpecteurs ne ſont plus auſſi néceſſaires, ces mêmes feuilles rendront ces Officiers infiniment plus utiles; ils ſeront chargés d'examiner toutes les feuilles des hôpitaux de leurs départemens, ils en feront le dépouillement ils en noteront les différences ſenſibles; ſemblables aux abeilles qui ramaſſent le miel ſur les fleurs, ces Officiers recueilleront toutes ces obſervations, ils en feront la comparaiſon, & en compoſeront un corps, un ouvrage qui ſerait rendu public, & qui annoncerait, avec certitude, quelles ſont les maladies qui ont régné dans telle province, quelles en ont été les ſuites, & quel eſt le traitement qui a le mieux réuſſi (1).

Cet ouvrage mériterait la plus grande confiance, parce qu'il ne ſerait point le fruit de l'imagination ni de la ruſe. On ne pourrait former aucun doute ſur la vérité des faits journellement conſtatés. C'eſt ainſi que la médecine s'eſt accrue & perfectionnée. Les colonnes d'Egypte, celles des temples d'Epidaure & de Cos, les tableaux conſacrés dans ces temples, & dont Hippocrate a profité ſi utilement pour l'humanité, tenaient lieu de ces journaux. Les faits qui y étaient conſtatés, étaient tels que la nature les préſentait; ils étaient énoncés ſimplement, comme il convient au langage de la vérité; ils ſont reſtés, quoique dans différens climats & dans différens ſiecles, toujours vrais, toujours ſubſiſtans, toujours utiles, en cela bien différens de ces obſervations faites avec plus de précaution que de ſincérité, où l'art & l'élo-

---

(1) Le journal de médecine militaire tend à ce but; mais il ne pourra y atteindre que d'après l'établiſſement de mes feuilles ou cahiers journaux de viſite, tels que j'en ai propoſé le modéle au chapitre 9e.

quence l'emportent ſur le naturel, où les faits ſont déguiſés, altérés, ſelon les vues de vanité ou d'intérêt de leurs auteurs.

L'établiſſement de ces Médecins inſpecteurs n'exigerait aucune nouvelle dépenſe, ce ne ſerait tout au plus que le verſement de celle qui a lieu d'un département ſur un autre; rien n'empêcherait même que le département qui en eſt actuellement chargé ne continuât, parce qu'il importe peu qu'un ſervice rendu à l'Etat ſoit payé d'un côté ou de l'autre.

Il ſuffirait de huit Inſpecteurs pour tous les hôpitaux du Royaume; le département de chacun d'eux pourrait embraſſer quatre généralités; mais il ſerait néceſſaire qu'ils réſidaſſent tous à Paris, pour être toujours à portée de rendre compte à l'adminiſtration, & pour s'entrecommuniquer au beſoin : leur déplacement ne ſerait néceſſaire que, lorſque dans leurs départemens il ſurviendrait une épidémie, ou une mortalité; la viſite aurait alors un but utile & bien eſſentiel, celui de porter une plus grande lumière, de procurer une inſtruction ſalutaire. Le Médecin Inſpecteur ſerait alors le Médecin conſultant, & il continuerait cette importante fonction auſſi long-tems que la calamité l'exigerait (1).

---

(1) L'adminiſtration économiſerait la dépenſe des médecins qui ſont envoyés dans les cas d'épidémie.

On ſent aſſez que pour bien remplir de ſi grands objets, il faut que la protection ne décide pas du choix des Inſpecteurs; il faut que ces Officiers réuniſſent à beaucoup de probité & au zèle le plus actif, des talens ſolides, fruits d'une bonne étude & d'une ſage & longue expérience; il faut que ces places ne ſoient jamais accordées qu'à d'anciens Médecins qui auront deſſervi de grands hôpitaux; qu'elles ſoient la récompenſe de leurs ſervices, & un ſujet d'émulation pour tous les Médecins des hôpitaux; ce ſerait décourager ceux-ci, & manquer abſolument le but, que de confier de pareils emplois à d'autres ſujets. On vient difficilement à bout de bien éclairer un ſervice qu'on n'a jamais fait.

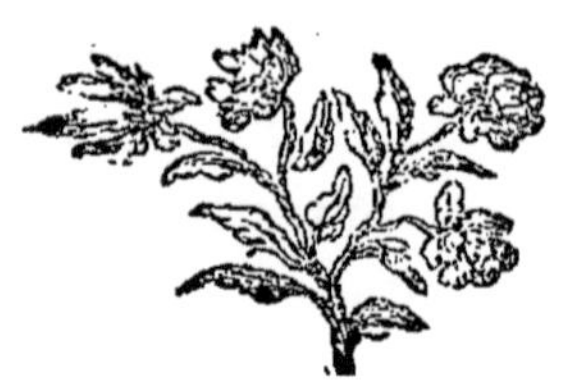

CHAPITRE XII.

Des Aumôniers & de leurs fonctions.

IL reſte pour le ſervice régulier d'un hôpital une partie bien eſſentielle à remplir, & que la religion ne permet point de paſſer ſous ſilence; c'eſt l'adminiſtration des ſecours ſpirituels propres à porter dans l'ame du malade une conſolation précieuſe qui l'aide à ſupporter ſes maux, qui lui en fait moins appréhender les ſuites,& qui peut en apportant le calme contribuer à sa guériſon.

Pour que ce ſervice ſoit rempli avec la dignité, le zéle & la charité convenable, il faut apporter une ſcrupuleuſe attention à ne choiſir que des ſujets dont les mœurs irréprochables & la conduite édifiante les mettant à l'abri de toute cenſure, leur aiſurent l'eſtime & le reſpect public.

Ce choix doit tomber ſur des prêtres ſéculiers ou des Religieux qui ont toujours reſpecté & chéri leur état. Ce ſont eux qu'il faut inviter à venir ſecourir les malades : Un Eccléſiaſtique vertueux & ſans ambition remplira toujours dignement le miniſtère que l'eſtime de l'adminiſtration lui confiera.

Les ordres mandians ſont les pépinières où s'élévent les ſujets les plus propres aux fonctions d'Aumôniers d'hôpital. Ces Religieux accoutumé à la ſubordination, à la ſobriété, à la patience, à l'humilité, trouveront dans cet état les moyen de rendre leur zéle utile, d'atteindre à la per fection évangélique qui fait l'objet de leurs vœux

Je croirais que c'eſt dans cette même pépinièr que l'on devrait auſſi choiſir les Aumôniers de Régimens; peut-être ſerait-il encore mieux qu ces dernières places ne fuſſent confiées qu'à ceu qui auraient deſſervi un hôpital pendant quelque années, & que les uns & les autres euſſent l'ex pectative de certains bénéfices, tels que Ca nonicats ou autres, qui leur aſſuraſſent une v tranquille & une modeſte aiſance dans leur viei leſſe.

On m'objectera peut-être que la plûpart d Communautés des ordres mandians dans preſqu toute la France, manquent de ſujets, au poin qu'elles ne ſont recrutées que par les provinc de Picardie, Flandre & Artois; que cette di ſette de ſujets ne laiſſe point eſpérer de trouve le nombre d'Aumôniers qui ſerait néceſſaire. J réponds à cette objection qu'on doit eſpér que le nombre des Prêtres ſéculiers pourra rem placer le déficit des Religieux mandians, & qu'en attendant les habitans de la Picardie, d l'Artois & de la Flandre, ſont trop attachés leurs anciennes opinions, pour ne pas continue aſſez longtems à fournir des ſujets & à en aug mente menter le nombre quand ils en connaîtront les nouvelles ressources. Rien n'empêche d'ailleurs que des Communautés, où il y a peu de Religieux, les unes soient renforcées en y versant quelques sujets, & que les autres, dont le local serait plus considérable, soient changées en hôpitaux & les Religieux conservés pour Aumôniers.

Tel était le local que j'avais proposé à M. le duc de Choiseuil pour l'établissement d'un hôpital à Saint Savinien, qui aurait obvié à beaucoup de mortalité & de dépenses. Ce local consistait dans l'enclos, l'église & le couvent des Augustins, situé près de la rivière, sur le haut de ce bourg. Les deux Religieux qui composaient toute cette Communauté ne désiraient rien tant que de voir cet établissement & d'y rester attachés en qualité d'Aumôniers.

Il suffira de trois Aumôniers pour un hôpital de 400 malades; il convient qu'ils soient logés & nourris aux frais de l'hôpital, & qu'ils reçoivent en outre quelques honoraires légers, cependant suffisans pour que leurs vêtemens rendus uniformes, soient dans la décence convenable à leur ministère.

Les fonctions principales des Aumôniers consistent à rendre d'abord visite à chaque malade entré dans l'hôpital, & si d'après leurs connaissances ou celles des officiers de santé, ils s'apperçoivent de quelque danger, ils exhorteront le malade pour le déterminer à recevoir plutôt que plus tard les ſecours ſpirituels.

J'ai remarqué que la propoſition de ces ſecours affectait beaucoup plus les malades quand ils ſont affaiblis, ſur-tout ſi le retard de ces ſecours, plus ſouvent alors ſuivis de la mort, a établi parmi les malades d'un hôpital, l'opinion que l'homme adminiſtré touche à ſa fin. Un uſage accéléré des ſecours ſpirituels étant au contraire plus ſouvent ſuivi de la guériſon, l'opinion ſuſdite ne ſubſiſterait point, & la propoſition ceſſerait d'effrayer les malades.

C'eſt par ces mêmes motifs que je blâme l'uſage de placer l'étiquette d'*agoniſans* aux rideaux des lits : les autres malades ou les étrangers liſent cette étiquette & quelquefois la répétent aſſez haut pour déſeſpérer les malades qui en peuvent avoir connaiſſance.

Je condamne également par ce même motif, l'uſage de raſſembler les agoniſans ou les malades en grand danger, dans une ſalle particulière où preſque tous meurent; ceux qu'on y tranſporte ou qui y ſont déjà, ſe regardent dès-lors comme dévoués à la mort; ils n'y peuvent conſerver que des idées fort triſtes, très-propres à aggraver leur état. On ſçait aſſez combien le moral peut influer ſur le phiſique.

L'Aumônier doit tenir un regiſtre coté & paraphé par l'adminiſtration, ſur lequel il écrira les noms, ſurnoms, âge, pays & états des malades qu'il aura adminiſtrés & les jours qu'ils feront morts. C'eſt de ce regiſtre, dont un double doit être dépoſé au bureau de l'hôpital, que ſera tiré l'extrait mortuaire; ce regiſtre & la feuille de viſite ſe contrôleront mutuellement ſur le nombre des morts & ſur le jour qu'elles ſont arrivées.

Il reſterait à traiter ici des ſépultures & des prières d'uſage en cette occaſion, mais ces dernières fonctions des Aumôniers étant étrangères au projet que j'ai eu de ne parler dans cet Eſſai que pour les malades, je crois pouvoir renvoyer aux réglemens & ordonnances qui traitent de ces objets.

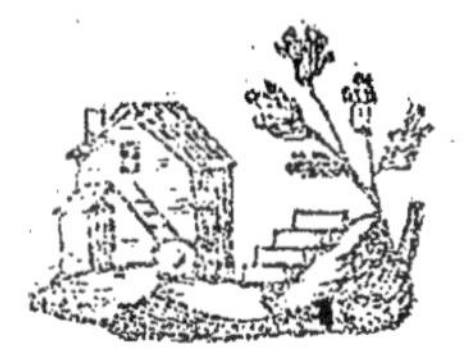

CHAPITRE XIII.

Des Écoles à établir dans les Hôpitaux.

J'AI traité jusqu'ici de tout ce qui pouvait rendre les hôpitaux vraiment utiles aux malades; je les ai conduit jusqu'à la guérison & jusqu'au tombeau; il ne me reste plus à leur égard qu'à continuer les vœux les plus ardents pour que ce que j'ai proposé ait son entière exécution; mais il me reste à remplir envers le public l'obligation que je me suis prescrite, de rendre ces mêmes hôpitaux infiniment utiles à l'humanité, à la conservation, au soulagement des malades de tous états & de tous pays.

Ce but ne peut être atteint qu'en tirant des hôpitaux comme d'une source féconde toutes les lumières nécessaires à la parfaite instruction de ceux qui se destinent à l'art important de guérir.

On a dû déjà pressentir par tout ce que j'ai épars ci-devant, combien la méthode usitée pour faire des Médecins, pour faire des Guérisseurs, ce qui doit être synonime, s'écarte de son objet; je me suis trop avancé pour reculer, je dois la vérité au public; je vais la dire.

SECTION Ière.

De l'insuffisance & des abus des Écoles de Médecine.

Le but de l'établissement des Écoles de Médecine est de procurer à l'État des hommes instruits dans l'art de guérir. Les grades que ces Ecoles ont le droit exclusif de conférer, sont la preuve qui assure au public que sa confiance n'est point hasardée en recourant dans ses infirmités à ceux qui en sont décorés.

Ce but important est-il rempli? Peut-il l'être dans le régime actuel des Ecoles de Médecine? C'est ce que je vais discuter, non pas avec toute la force dont cet objet est susceptible, mais avec la circonspection que l'usage & la prudence exigent.

Les Ecoles de Médecine ne sont pas toutes uniformement composées, ni également en réputation. On voit avec surprise qu'il en est quelques-unes dans lesquelles les instructions manquent en partie, & dans lesquelles cependant on confère les mêmes grades, & souvent avec trop de facilité.

J'ai commencé mes études médicinales dans une faculté où il n'y a eu pendant plusieurs années qu'un seul Professeur, quoiqu'il y eut deux chaires fondées. L'abus des réceptions a été porté à l'excès dans cette faculté. Un séjour de quelques semaines dans cette Université, deux examens secrets chez le professeur, deux thèses bannales avec des arguments communiqués, suffisaient pour admettre aux grades, non-seulement tous Chirurgiens & Apothicaires qui se présentaient, mais encore toutes autres personnes sans études préliminaires, sans latinité & sans inscriptions.

Le desir de prouver des vérités utiles ne me portera point à partir de l'exemple de cette Ecole ni de toute autre, où il y aurait à souhaiter plus de facilités pour l'instruction & plus de sévérité pour la réception; je ne veux puiser mes preuves que dans l'Ecole la mieux fondée & la plus fréquentée. Celle de Montpellier mérite assurément la célébrité; elle fournit seule la moitié des Médecins du Royaume (1); elle est fréquentée par les étrangers de toutes les nations; elle a fourni beaucoup de sçavans; la plûpart des premiers Médecins de nos Rois & de la Cour ont été reçus dans cette Faculté; si je prouve que se

(1) Je n'entends point parler de la faculté de Paris, le trop haut prix des grades, la cherté des cours particuliers & la dépense qu'entraîne le séjour de cette capitale sont un obstacle pour beaucoup de sujets qui se destinent à la médecine.

régime de cette Ecole eſt inſuffiſant pour former des Médecins inſtruits dans l'art de guérir; ſi je prouve que l'on s'éloigne de ce but, en croyant y conduire, j'aurai rempli mon objet.

J'ai ſuivi l'Ecole de Montpellier pendant le tems preſcrit par la loi (1); j'y ai pris mes grades, je peux donc en parler en connaiſſeur, mais plus intéreſſé à relever le mérite de cette Ecole qu'à le diminuer.

Il y a dans cette Univerſité huit chaires fondées, ſix Profeſſeurs en exercice ſuppléent à toutes les fonctions. Ils ſont aſſujettis à donner chacun un certain nombre de leçons qui excédent rarement 40, mais qui eſt ſouvent moindre.

Ces leçons ont pour objet:

1°. L'Anatomie & les opérations de Chirurgie.

2°. La Botanique.

3°. La Chymie.

4°. La Matière médicale.

Ces quatre leçons ſe font régulièrement chaque année par un Profeſſeur particulier pour chacune.

Les autres leçons, qui concernent les inſtitutions de médecine & les traités des maladies, ſe partagent entre les Profeſſeurs qui en réglent à volonté le tems & la durée.

Les Eléves n'étant point aſtreints à ſuivre au-

(1) Trois ans ainſi qu'il eſt preſcrit par l'édit de 1707.

cune de ces leçons, il en eſt peu qui y aſſiſtent aſſiduement, il en eſt pluſieurs qui n'y aſſiſtent point ou rarement. Les leçons d'Anatomie, de Chimie & de Botanique ſont celles qui ſont le plus exactement ſuivies; j'ai ſouvent vu les autres leçons ſuivies ſeulement par quelques Eléves.

La liberté qu'ont les Eléves de s'abſenter n'eſt pas le ſeul abus qui rend les leçons inutiles, l'ordre & la nature de ces leçons en diminue encore l'utilité.

L'Anatomie s'enſeigne de la manière ſuivante.

On place un cadavre ſur une table tournante au bas de l'amphitéatre. Le Profeſſeur aſſis dans la chaire fait un diſcours ſur la ſtructure & l'uſage d'un certain nombre de parties du corps humain qui doivent occuper la ſéance. Quand il a fini, un Chirurgien démonſtrateur expoſe briévement les objets dont il a été fait mention par le profeſſeur: tout était diſſéqué & préparé d'avance; les étudians ne touchent rien; ils voyent ce qu'ils peuvent ſelon qu'ils ſont plus ou moins à portée du cadavre.

Le cours d'opération de Chirurgie ſe fait de même; le Profeſſeur fait un diſcours ſur la maladie qui exige l'opération; il dit, s'il le juge à propos, quelque choſe ſur la méthode d'opérer, après quoi le Démonſtrateur fait l'opération.

Le cours de chimie qui comprend 15 à 20 leçons, ſe ſuit à peu près de même; il a lieu dans l'amphithéatre avec les mêmes inconvéniens.

La leçon de botanique ſe donne pendant un certain tems à des heures fixées, dans le jardin du Roi. Le grand nombre d'éléves qui s'y trouve s'empêche mutuellement de profiter de cette leçon; peu ſont aſſez près pour bien voir la plante, & le tems qu'on accorde pour reſter dans ce jardin, n'eſt pas ſuffiſant pour remplir les beſoins de cette étude.

La leçon de matière médicale ſe fait ou de vive voix ſeulement ou en dictant & expliquant enſuite la dictée, on n'y préſente point les médicaments dont il a été queſtion.

Les autres leçons conſiſtent également à Prononcer des diſcours ou à dicter des traités ſur les principes de médecine & ſur les maladies, à les expliquer à ceux qui veulent bien aſſiſter à ces leçons.

Telle eſt au vrai toute l'étendue des inſtructions qui ſe donnent dans cette première école du royaume; on ne peut diſconvenir de leur inſuffiſance pour faire un Anatomiſte, un Chimiſte, un Botaniſte, un Médecin. L'éléve n'a point touché le cadavre, il n'a point opéré, il n'a preſque point vu opérer en chimie; on lui a à peine fait voir de loin quelques objets; on ne lui a jamais montré un malade; on ne l'a pas même aſſujetti à être aſſidu aux leçons qui traitent verballement de ces objets, comment pourrait-on faire croire qu'il eſt ſuffiſamment inſtruit?

Mais, dira-t-on, les éléves ont, outre le ſecours de l'école, celui des cours particuliers qui ſe font en ville (1). En convenant de cette vérité qu'il eſt fort heureux de pouvoir admettre, c'eſt en même tems convenir que les écoles ſont inſuffiſantes, qu'il faut néceſſairement y ſuppléer ou en changer le régime, & c'eſt ce qu'il fallait démontrer.

Cette méthode démontrée inſuffiſante pour former à l'art de guérir, devient encore plus défectueuſe par l'immenſité des connaiſſances étrangères à cet art qu'on ſuppoſe néceſſaires.

Dans l'école de Montpellier, ainſi que dans toutes les autres, la plus grande partie de l'enſeignement eſt dirigée vers les théories les plus ſpécieuſes & les plus brillantes; on y étale une érudition très étendue; on y cite quantité d'auteurs dont on cenſure plus ou moins les opinions; on y explique de la manière la plus ingénieuſe ce qu'on ignorera longtems & peut-être toujours; on veut pénétrer dans les myſtères de la nature; on raiſonne, on diſſerte, on s'égare à force de philoſopher ſur la ſcience des *Pourquoi*, ſur les cauſes de la vie, de la ſanté & des maladies; on déduit de tous ces raiſonnements des méthodes

(1) Ces cours particuliers ne ſe font point par les Profeſſeurs ni aux Ecoles, & ils ſont plus ou moins diſpendieux.

curatives ; on compoſe une médecine ſyſtêmatique, ouvrage de l'imagination & de l'erreur, qui ſemblable à la fauſſe Ithaque, éloigne de plus en plus de la véritable.

L'uſage obſervé pour l'obtention des grades ajoute à l'inſuffiſance & la défectuoſité des inſtructions. Le cours des études de médecine eſt fixé à trois ans; (en ſuppoſant que ce tems pourrait ſuffire), n'eſt-ce point un mal que d'attendre à la fin de ce terme pour commencer les épreuves ? Ne vaudrait-il pas mieux qu'à certains tems plus ou moins rapprochés, les profeſſeurs s'aſſuraſſent des progrès de leurs éléves ?

Dans l'école de Montpellier, que l'on peut regarder comme la plus réguliére du Royaume, les grades ne s'accordent qu'après quinze actes, dont quatorze publics, ſçavoir, le baccalaureat, trois cours, quatre examens, ſix triduanes & le point rigoureux. Tous ces actes ont lieu dans les deux derniers trimeſtres.

Le baccalaureat conſiſte à ſoutenir une thèſe ſur un point de médecine de théorie ou de pratique au choix de l'aſpirant. Cet acte un des plus ſolemnels, auquel tous les Profeſſeurs argumentent chacun demi-heure, ſe paſſe le plus ſouvent en diſſertations de leur part, ou en combat entr'eux. L'aſpirant, qui quelquefois fait ſa thèſe

& qui ſouvent la fait faire, eſt toujours reçu quoiqu'il diſe ou ne diſe rien.

Les trois cours ſont trois petits diſcours que l'aſpirant lit dans la chaire en préſence de quelques amis qui ſignent l'avoir entendu enſeigner avec ſuccès.

Ces quatre premiers actes ſont de pure forme, les trois derniers ne peuvent ni n'exigent aucune connaiſſance.

Les quatre examens ſe ſoutiennent jour à autre, ils conſiſtent dans une queſtion de médecine aſſignée 24 heures avant par un Profeſſeur à tour de rôle. Le Candidat fait ou fait faire ſur cette matière une petite thèſe, ſur laquelle il eſt interrogé publiquement par ce même Profeſſeur, qui réſerve ſon jugement ſur la capacité du répondant.

Les triduanes ſont ſix autres examens ſemblables, ſoutenus en trois jours. Le dernier acte qui eſt le point rigoureux ſe ſubit à huis clos. On eſt interrogé par tous les Profeſſeurs ſur une maladie & ſur un aphoriſme d'Hippocrate que le ſort a aſſigné la veille. Il eſt vrai que l'on parcoure quelquefois à cette occaſion toutes les parties de la médecine; mais il eſt rare que l'on ſoit renvoyé à terme; il eſt encore plus rare que l'on ſoit exclus pour toujours par un troiſiéme renvoi; je n'en ai point vu d'exemple.

Par cette forme d'inſtruction & de réception on peut avoir des docteurs en médecine, mais ils ne peuvent devenir doctes en cette ſcience, que lorſqu'obligés de voir des malades & détrompés par l'expérience, ils viendront à reconnaître l'inſuffiſance, l'inutilité & le danger de leurs études, & qu'ils ſe ſeront occupés à acquérir les connaiſſances vraiment néceſſaires, & à munir leur mémoire de faits pratiques, contenus dans les écrits d'Hippocrate & dans ceux des bons obſervateurs qui ont bien imité ce pere de la médecine (1).

J'avoue avec ſincérité que j'ai ſuivi pendant pluſieurs années la route longue, pénible & dé-

---

(1) En conſidérant la médecine depuis les tems les plus reculés juſqu'à nos jours, il eſt facile de ſe convaincre que ſa richeſſe a toujours conſiſté dans les expériences qu'elle a raſſemblées, & que par conſéquent elle ne peut ſe perfectionner qu'en recueillant de nouveaux faits. *Hiſtoire de la Société Royale de Médecine*, *année 1776*, *préface page 7*.

Qu'y a-t-il en effet de plus précieux que les réſultats de pluſieurs ſiecles & de pluſieurs générations? Et n'eſt-ce pas en réuniſſant les vérités éparſes, que l'on peut travailler aux progrès d'une ſcience dont la marche a tant de fois été retardée par l'abus des méthodes ſcientifiques? *Hiſtoire de la Société Royale de Médecine*, *Année* 1779.

tournée que l'on considère comme nécessaire
Je ne tardai pas à entrevoir ses inconvéniens, à douter de la vérité & de l'utilité des théories que l'on m'enseignait ; leur instabilité me chagrinait ; mais j'étais docile & n'osai m'écarter. Je fis comme les autres, je copiais beaucoup, je lus beaucoup, j'écoutais beaucoup, & comme les autres je profitais peu.

Les hôpitaux que j'ai suivis à Montpellier à Paris, ceux des autres pays que j'ai fréquent autant que je l'ai pu, m'ont fortifié dans les doutes que j'avais eu. J'ai apperçu que l'étude de la médecine devait être moins compliquée qu'Hyppocrate, qui ignorait toutes les brillantes études préconisées dans les écoles, était jusqu'alors le meilleur médecin connu ; que ses livres pratiques, indépendamment de toutes les révolutions d'opinions & de systêmes qui se sont succédés & détruits, sont restés vrais & certains dans tous les âges & dans tous les pays (1) ; vu que les meilleurs Médecins-praticiens étaient à peu près par-tout dans l'usage de limiter leurs connaissances à la distinction des maladies les unes d'avec les autres, & dans l'application d'un petit nombre de remedes bien connus.

(1) *De Haen ; Rat. medendi, t. 1, part. 2 cap. p. 98.*

L'exercice de la médecine auquel je fus peu après forcé de me livrer, acheva de me confirmer dans l'opinion où j'étais que la médecine n'était qu'une ſcience de faits ; que la pratique éclairée des anciens Médecins était la ſeule théorie néceſſaire ; qu'il ſuffiſait de pouvoir bien diſtinguer les maladies les unes d'avec les autres, en ayant préſens à la mémoire les traits ou ſymptômes qui les différencient eſſentiellement ; de joindre à cette connaiſſance la marche graduée de ces mêmes maladies, d'en ſavoir ſaiſir les nuances que les ſaiſons, l'âge, le tempérament, la manière de vivre, & quelques autres circonſtances particulières peuvent amener ; que réuniſſant à ces connaiſſances celles des propriétés & manière d'employer les remèdes qu'une expérience bien conſtatée a fait adopter ; qu'en ajoutant au beſoin, mais avec la plus grande circonſpection, ce qu'un ſimple raiſonnement d'analogie, effet du ſeul bon ſens, pourrait indiquer pour les cas encore inconnus ou fort compliqués, on parviendrait à être inſtruit dans l'art de guérir autant qu'il était poſſible maintenant, & par la ſuite à perfectionner cette ſcience trop étendue par elle-même, pour être aſſociée à tant d'autres étrangères, dont une ſeule ſuffirait pour occuper la vie d'un homme.

On veut qu'un Médecin, outre la connaiſſance des maladies, poſſede parfaitement l'anatomie même comparée, les mathématiques, les langues, la physique, l'hiſtoire naturelle, la botanique, la pharmacie, la chimie, &c. Un auteur eſtimable (1) à tous égards veut en outre qu'on y joigne l'étude de l'hiſtoire, de la fable & de la géographie; il va juſqu'à deſirer qu'il y ait près des écoles de médecine un manège, des ſalles de danſe & d'eſcrime....

Je ne citerai qu'une preuve de l'impoſſibilité de ces alliages. La matière médicale eſt certainement une partie eſſentielle de l'art de guérir, puiſqu'elle renferme l'hiſtoire de tous les remèdes ſimples & de leurs propriétés; ſi un Médecin la cultivait dans l'étendue qu'on lui donne, il ſerait obligé d'être inſtruit des trois régnes qui compoſent l'hiſtoire naturelle, dont l'étendue eſt immenſe. Le régne végetal ſeul, qui eſt l'objet de la botanique, contient plus de 20000 plantes d'eſ-

(1) La certitude que j'ai des talens ſupérieurs & de la juſteſſe d'eſprit de ce célébre médecin, autrefois mon condiſciple à Montpelier, me fait préſumer qu'il a eu en vue d'attirer à l'étude de la médecine les gens les plus diſtingués & les plus ingénieux, & d'écarter cette multitude de gens mal élevés ou groſſiers peu propres à une ſcience auſſi importante. Je ſuis confirmé dans cette opinion par ce qu'il ajoute dans la ſuite de ſon ouvrage ſur la futilité des épreuves & ſur les connaiſſances auxquelles il borne les médecins & chirurgiens de campagne, en quoi il eſt preſque entiérement de mon ſentiment.

pèces

pèces différentes; si, comme le dit M. Tyssot, il faut que le Médecin, pour être instruit de cette partie, possède une anatomie exacte de la plante, connaisse les principes de la végétation, l'histoire des développemens, leur analogie avec les animaux, l'influence de l'air, des lois de l'agriculture; ensuite l'histoire, les principes, les avantages des différentes méthodes; combien cette étude étrangère à l'art de guérir ne demande-t-elle point de tems & d'application? Combien n'en faudrait-il pas pour posséder avec autant de précision la connaissance des animaux & des minéraux? Et s'il en faut autant pour cette seule partie, combien n'en faudra-t-il pas pour posséder la chimie, que ce Médecin assure être indispensablement nécessaire? Je me borne à cet apperçu qui prouve aisément que, d'exiger ces connaissances seulement, c'est exiger l'impossible; c'est au moins retarder les moyens de s'instruire de ce qu'il est essentiel de bien savoir, de la connaissance des maladies & de celles des remèdes connus par l'expérience.

D'après cette intime conviction, j'ai reconnu que la médecine expérimentale, ou pour parler plus franchement, la médecine empyrique, telle qu'Hyppocrate l'exerçait (1), telle que Syden-

(1) Les écrits philosophiques & anatomiques d'Hyppocrate n'ont point servi à le rendre médecin. Sa grande

ham la propose, était la seule & véritable médecine; que l'erreur, la vanité, le préjugé avaient fait abandonner cette route modeste & sûre, qu'il fallait y revenir.

J'osai hasarder mes idées dans une dissertation que j'ai fait imprimer à Douay en Flandre, en 1752. Cette dissertation était le plan d'un cours de matière médicale pratique & usuelle. J'y faisais entrevoir l'avantage qu'il y aurait de rappeller la médecine empyrique (1); j'y démontrai l'inutilité & les dangers de toute autre méthode; j'y prouvai que les progrès réels de la médecine avaient toujours été retardés par les théories enseignées dans les écoles (2); que les méthodes vraiment curatives n'étaient dues qu'au hasard,

---

réputation est principalement un effet de son application à observer jusqu'aux moindres circonstances des maladies & du soin qu'il a eu d'écrire avec une grande exactitude tout ce qui les avoit précédées & tous les accidens dont elles étaient accompagnées, ce qui soulageait ou ce qui nuisait, qui est proprement faire l'histoire exacte d'une maladie. *Hist. de la Med.*

(1) Il ne faut pas la confondre avec le charlatanisme, avec la médecine des coureurs, des bateleurs, que le vulgaire appelle mal-à-propos empyriques.

« Les Empyriques anciens, dit M. Ferrein, n'étaient » point des ignorans, comme ceux à qui nous donnons ce » nom aujourd'hui, qui appliquent le même remede à toutes » sortes de maladies : ils étaient très-savans & étudiaient » beaucoup, mais ils prétendaient qu'il ne fallait se con- » duire que par l'expérience ».

(2) L'émétique si fort à la mode aujourd'hui, a été regardé comme un poison. En 1566, ce remede fut banni de la médecine par un décret de la Faculté de Paris, confirmé par un arrêt du Parlement. En 1609, Paulmier médecin de Paris, convaincu d'en avoir fait usage, fut chassé du corps des médecins, & en 1666, sur l'ap-

à l'expérience, à l'observation; que l'on guérissait les fiévres sans en avoir pu encore connaître les causes; que le quinquina, malgré cette ignorance, en était le meilleur spécifique; que son effet était certain dans le pays où on ignorait la pharmacie & la chimie; qu'il l'était encore en Europe pendant les disputes des écoles sur les prétendus dangers de son usage; que le mercure & l'opium opéraient des merveilles, quoique ces mêmes écoles ignorent encore la nature du virus que le premier détruit, & qu'elles ne soient point encore en état d'expliquer physiquement comment ces remèdes opérent ces merveilles, & que tout ce qui se débite avec plus d'éloquence que de certitude sur la manière d'opérer de l'opium, se réduit à ce que Moliere fait répondre par Diaphorus dans le Malade imaginaire : *Quare opium facit dormire? quia est in eo virtus dormitiva cujus facultas est sensus assoupire. L'opium fait dormir, parce qu'il a une vertu dormitive dont la faculté est d'assoupir les sens.*

probation de la Faculté, le Parlement en rendit l'usage entièrement libre. Les anciens dogmatiques & méthodiques mettaient le mercure au nombre des poisons., Galien le place parmi les corrosifs, d'après l'autorité de Dioscoride, en avouant qu'il n'en a jamais fait usage. Ce même Galien, en établissant par la force de ses arguments que l'opium était froid au 4e. dégré, a été cause que cet excellent remede a été banni de la médecine jusqu'à ce que Paracelse l'ait remis en vogue. Il n'est pas jusqu'à la saignée & à la purgation que les médecins raisonneurs n'aient tenté de bannir de la médecine.

J'ai prouvé enfin dans cette dissertation que la pharmacie galénique & chimique ; que l'histoire naturelle, l'anatomie recherchée, la botanique trop étendue, l'immensité des livres de théorie accablaient les jeunes Médecins, & nuisaient au moins par le tems précieux qu'elles font perdre. J'ai prouvé encore que les remèdes simples pouvaient suffire à la médecine ; que le seul moyen de connaître leurs propriétés, était, ou l'usage que le hasard amene, ou celui que l'expérienceconstate.

Mon but n'ayant alors été que de proposer un cours de matière médicale qui manquait à l'école de médecine de l'Université de Douay (1), je n'avais fait imprimer qu'un très-petit nombre d'exemplaires de cet ouvrage, mais convaincu plus que jamais, par un exercice de 35 ans, des vérités utiles qu'il renferme, je me propose de le publier incessamment avec les changemens que les tems & les circonstances exigent.

Les mémoires que les Inspecteurs (MM. Richard & Poissonnier) m'avaient demandé, ont été rédigés d'après ce plan. J'y étendais mes vues sur la nécessité & les moyens d'instruire les Chirurgiens, ceux de la marine sur-tout, à qui il est impossible de procurer des conseils, lorsqu'ils sont à la mer, ou dans la plupart des colonies.

Quelque facile & peu coûteuse que pouvait

(1) Cette leçon a été ét blie dix ans après que j'ai quitté cette ville ; on l'avait jugée inutile lorsque je la proposai.

être l'exécution de mes vues, quelque nécessaire & utile qu'elle fût, je n'ai eu que peu de satisfaction à cet égard. Ce qui s'en est établi dans les hôpitaux du département de la guerre, m'est resté long-tems inconnu; on a cru pouvoir se passer d'avis ultérieurs de ma part. Dans le département de la marine il n'y a eu que très-peu de changemens, du moins relatifs à ceux que j'avais proposés.

SECTION II.

Des avantages de la réunion des Ecoles aux Hôpitaux.

Après avoir traité des abus qui arrêtent les progrès de la médecine, qui hérissent cette science de difficultés insurmontables, il est nécessaire d'indiquer les moyens de mieux faire, de parvenir dans le moins de tems possible à avoir des sujets instruits uniquement de la profession qu'ils doivent exercer, de tout ce qui peut concerner l'art de guérir.

Ces moyens sont simples & peu dispendieux, il en pourrait même résulter une économie pour l'administration, si après les avoir mis en pratique, on en retirait, comme on doit s'y attendre, l'avantage d'avoir un grand nombre de sujets bien instruits de toutes les parties de l'art de guérir, propres à servir l'Etat dans toutes les circonstances, soit en mer, soit dans les armées, soit dans les villes, soit dans les campagnes.

Ces moyens consistent à transporter les écoles de médecine & de chirurgie dans les hôpitaux principaux, ou à établir dans ces hôpitaux des leçons suffisantes pour y instruire les éléves qui y seraient admis. Les écoles cliniques établies à Leyden, à Edimbourg, à Vienne, à Pavie, sont une preuve favorable à mon sentiment. Je vais plus loin, je soutiens que ce n'est que dans les hôpitaux bien administrés que l'on peut réussir à former des guérisseurs. C'est auprès des malades que l'on peut rendre sensibles les leçons dont ils sont l'objet. C'est en élevant les jeunes-gens parmi les malades, & en les instruisant des traits qui caractérisent les maladies, & qu'ils pourront dans l'instant vérifier sur l'original, qu'ils apprendront à les discerner, qu'à force de les voir, ils les auront toujours présens à leur mémoire.

Les leçons qu'il importe d'établir dans les hôpitaux, sont celles de l'anatomie, des opérations de chirurgie, de matière médicale & de médecine pratique. Les deux premières peuvent être confiées aux Chirurgiens en chef, & les autres aux Médecins. Mais il faut que ces leçons soient faites avec ordre & précaution ; il faut que les sujets pour qui elles sont établies, aient les dispositions nécessaires pour en profiter. Je vais d'abord exposer la nature des leçons ; je traiterai ensuite de l'ordre dans lequel les élèves doivent les suivre pour en bien profiter.

SECTION III.

De la nature des leçons.

SANS diſconvenir qu'on a fait de grands progrès dans l'anatomie depuis Hyppocrate, je ne puis pour cela convenir que ces progrès aient beaucoup ſervi à étendre l'art de guérir.

Hyppocrate exerçait cet art avec ſuccès; il pratiquait, à la taille près (1), toutes les opérations de chirurgie qui ſe pratiquent aujourd'hui. Il trépanait; il vuidait les eaux des hydropiques; il ouvrait les abcès des reins; il tirait de la matrice les enfants morts; il réduiſait les fractures; il remettait les os déplacés; il ventouſait, ſcarifiait, cautériſait; il ſaignait a toutes veines; il ſavait imparfaitement l'anatomie (2); il ignorait au moins

(1) Hyppocrate exigeait de ſes diſciples par ſerment qu'ils ne tailleraient point ceux qui ont la pierre dans la veſſie, mais qu'ils laiſſeroient faire cela aux perſonnes qui ſe deſtineroient en particulier à cette opération.

(2) Hyppocrate ſe moquait de ceux qui ſe croyaient médecins parce qu'ils ſçavaient l'anatomie. « Quelques » Philoſophes diſent qu'on ne peut pas entendre l'art » de la médecine ſi l'on ne connaît ce que c'eſt que » l'homme, quelle eſt ſa première formation & la ma- » nière dont ſon corps eſt formé. Tout ce que ces » gens-là ont dit ou écrit touchant la nature, me pa- » raît moins appartenir à la médecine qu'à l'art de » la peinture ». HYPP. *de priſcâ med.*

toutes les découverres qui honorent les anatomistes modernes, & qui font prôner si haut l'utilité de cette étude.

Je pourrai prouver qu'à l'exception de ce qui concerne le traitement des plaies d'armes à feu inconnues du tems d'Hyppocrate, la chirurgie, jusqu'à Ambroise Paré, n'a fait aucun progrès, & que depuis ce célebre Chirurgien que l'Académie royale de chirurgie cite pour le réformateur de cet art, il n'y a eu que le traitement de ces plaies & la perfection de certains instrumens, dont la chirurgie ait profité avantageusement.

Les recherches sur les progrès de la chirurgie en France, ouvrage adopté par l'Académie royale de chirurgie, exposent, à la page 258, qu'Ambroise Paré, réformateur de la chirurgie, en devint le Législateur par son traité des plaies d'armes à feu. Le hasard, dit l'auteur de ces recherches, fit connaître à Ambroise Paré que la coutume où étaient ses prédécesseurs de jetter de l'huile bouillante sur les plaies d'armes à feu, était pernicieuse; voici comment: un jour que ce remède lui manqua dans une occasion pressante, il appliqua, quoiqu'en tremblant & désespérant de la guérison, de simples digestifs, il quitta ces malades avec regret; mais le lendemain il vit avec surprise que ceux qui avaient eu le moins d'accidens, étaient précisément ceux qui n'avaient pas été pansés avec l'huile bouillante; en conséquence

Paré bannit ce remède de la chirurgie. Ce changement essentiel n'est dû, ni à l'anatomie, ni à la théorie des écoles.

Si l'anatomie plus éclairée a ajouté quelques autres perfections, elles sont en petit nombre; elles se trouvent compensées par la timidité que cette étude portée trop loin, a pu & peut inspirer.

Les mémoires de l'Académie royale de chirurgie contiennent plusieurs observations qui prouvent combien la circonspection qu'inspire l'anatomie, aurait été nuisible, si la nécessité n'avait forcé de grands Chirurgiens à une pratique plus hardie. » Mrs. Volpilière & Garengeot, dit M. » Quesnay, ont appliqué le trépan sur les sutures » sagittales & temporales; Scultet, long-tems auparavant, avoit appliqué au sommet de la tête sur » la suture sagittale cinq couronnes de trépan; il » scia les entredeux des trous faits par le trepan, » & enleva la pièce d'os qui était enfoncée; dans » une autre occasion, il en appliqua sept. M. Maréchal a appliqué jusqu'à douze trepans sur une » jeune fille. Saviard, Chirurgien de l'Hôtel-Dieu » de Paris, cite que toute la calotte du crâne » s'est détachée, ce qui obligea le malade à se » servir d'une courge pour suppléer cette partie. » M. de la Peyronie enleva tout l'os coronal qui » était carrié. Ces succès, ajoute M. Quesnay, qui » fournissent les plus grands faits de chirurgie,

» doivent éloigner toutes les réflexions que la timidité ou la prudence peuvent inspirer contre » la hardiesse de ces opérations.

Je ne conclurai cependant point de cette compensation, ni des exposés qui précedent, que l'anatomie est inutile à l'art de guérir; mais j'en conclurai qu'il est nécessaire de faciliter cette étude, en la simplifiant, en la bornant à ce que la dissection peut nous en apprendre sans le secours des injections & des microscopes.

Il ne faut être, ni un Ruisch, ni un Winslow (1), pour bien pratiquer la médecine & la chirurgie. Il suffit de connaître la situation, le volume ordinaire des viscères, leurs usages généraux, les gros vaisseaux qui y abordent, les nerfs principaux qui s'y distribuent; il suffit de connaître la structure & la position des os, leur articulation, l'attache des principaux muscles, l'usage de ces derniers, leur étendue, leurs tendons, les vaisseaux principaux qui les parcourent, les nerfs qui s'y distribuent, & que le fer doit ménager dans l'opération (2). Le traité

(1) Ces grands anatomistes n'ont point été célébres dans la pratique. Personne n'ignore que M. Winslow tremblait d'ordonner le moindre remede aux malades. Sa science le rendait timide à un point excessif.

(2) « Nous cherchons sur-tout la situation & la na» ture des parties que le fer peut intéresser & qu'il » faut ménager; or c'est l'exercice de notre art, c'est

abregé de l'anatomie d'Heiſter, un peu augmenté, ſerait ſuffiſant pour procurer toutes les connaiſſances anatomiques néceſſaires.

Le cours d'opération de chirurgie ne doit traiter que du quomodo des opérations & des dangers qu'il faut éviter en les pratiquant. Quant aux cas où il convient de faire ces opérations, cette partie eſt du reſſort des maladies chirurgicales qui forment l'objet de la leçon générale de pratique.

La matière médicale des écoles de médecine met au rang des remedes preſque toutes les productions des trois régnes, le végétal, l'animal & le minéral (1). Il n'en eſt cependant qu'un très-

---

» l'expérience qui nous apprend avec exactitude ce » ménagement; cette eſpece d'anatomie, la ſeule qui » ſoit eſſentielle à la chirurgie, eſt inconnue aux mé- » decins, car elle dépend de notre expérience qui leur » eſt abſolument étrangère ». *Recherches ſur les progrès de la chirurgie en France*, p. 373.

Que conclure de-là ? Que l'anatomie cultivée par les médecins ne ſert de rien à la chirurgie ; cette concluſion ſerait abſurde.

(1) Le dictionnaire des drogues de Lemery, qui ne traite que des remedes ſimples, contient près de huit mille articles. Balthazard Tralles bien différent a publié en 1750, un excellent traité ſur les abus de cette quantité de remedes & les éloges qui leur ſont donnés. Ce ſavant bannit les ridicules & les abſurdités d'une matiere médicale trop étendue.

petit nombre en uſage, & dont les propriétés ſont bien connues. C'eſt de ces derniers ſeulement dont la matière médicale néceſſaire aux élèves pour les hôpitaux, doit traiter.

Cette réforme qui retranche au moins les dix-neuf vingtièmes des connaiſſances inutiles, permettra de joindre à cette inſtruction celle d'une cinquantaine de remedes compoſés galéniques (1) & chimiques, dont à la rigueur on pourrait ſe paſſer, mais que leur célébrité, l'habitude, & quelques légers avantages, que leur forme apporte dans leur uſage, engagent à conſerver toutes les confections du Codex de Paris; p. ex. ne ſeraient-elles pas ſuppléées par la thériaque ? A quoi bon les multiplier ?

Il ne doit être queſtion, dans l'inſtruction ſur les remedes, que de les faire connaître, autant qu'il eſt poſſible, à la vue, au goût, à l'odorat, au toucher; d'indiquer les moyens de les bien choiſir & conſerver; de détailler leurs propriétés bien conſtatées, les doſes auxquelles il faut les preſcrire, la manière de les employer & les précautions que leur uſage exige. Il faut laiſſer à l'écart tout ce qui ſe dit inutilement ſur leur étimologie, leur

---

(1) Les compoſitions galéniques décrites dans la pharmacopée de Lemery, vont à plus de quatre mille. Le nombre des préparations chimiques eſt auſſi très conſidérable.

décompoſition, leur analyſe, leur culture, ainſi que tous les raiſonnemens ſur les cauſes de leurs effets. Je l'ai déja dit, le mercure détruit le vice vénérien, le quinquina guérit la fiévre, ſans qu'on ſache encore comment ces effets ſont produits. Par cette réforme, l'étude de la matière médicale ſera très-abregée, plus certaine & plus facile.

La botanique, dont l'objet eſt la connaiſſance des plantes, fait partie de la matière médicale, relativement au régne végétal; mais comme la plupart des meilleurs remedes ſe tire de ce régne, il ſera utile d'avoir dans chaque hôpital un jardin de plantes uſuelles, dont le nombre doit être borné à 150 au plus. Ces plantes doivent être toutes étiquetées avec ſoin, & claſſées convenablement. L'inſtruction relative ne doit traiter que du port extérieur de la plante & des moyens de la bien diſtinguer de toute autre, du tems de la cueillir & de celui de ſa fleur. Quant à leurs propriétés & à leur uſage en médecine, il ſuffit qu'il en ſoit traité dans le cours de matière médicale fait par le Médecin.

L'Apothicaire en chef ſera chargé du jardin des plantes uſuelles, de les démontrer aux éléves, comme auſſi de les mener dans les ſaiſons convenables une fois chaque ſemaine à la campagne pour leur donner connaiſſance des plantes d'uſage que la nature y produit.

J'ai héſité ſi je plaçerais içi les noms des remedes ſimples, ceux des plantes uſuelles & ceux des compositions galéniques & chimiques, que je crois nécessaires ou utiles à conserver; mais j'ai réfléchi que cet objet serait déplacé dans cet essai, qu'il devait faire partie d'un ouvrage particulier, d'un code de médecine, qui renfermerait toutes les instructions nécessaires pour former les sujets qui se destinent à l'exercice de la médecine. Cet ouvrage important, pour lequel j'ai amassé beaucoup de matériaux, exige le secours de quelques circonstances pour être conduit à la perfection desirable.

Enfin la médecine pratique, ou le traitement des malades & blessés, à quoi toutes ces études préliminaires se rapportent, constitue la leçon la plus essentielle; elle doit traiter des maladies chirurgicales, des maladies aigues & des chroniques. Cette division susceptible de plusieurs subdivisions, donnera lieu à débrouiller peu à peu le cahos des maladies, à les classer selon l'ordre de leurs symptômes dominans & caractéristiques, à les faire distinguer les unes des autres par les signes extérieurs, ou à défaut par les récits exacts des malades, & par l'analogie.

En cessant d'ajouter à cette instruction les vains efforts pour approfondir les causes, pour vouloir tout expliquer, tout adapter à une théorie toujours illusoire & souvent dangereuse; en se bornant aux faits qui ont précédé les maladies, qui les accompagnent, ou qui en sont les suites, on verra peu à peu la clarté, l'ordre ſuccéder à la confuſion, à l'obſcurité accablante de la médecine moderne ; on rentreradans la route d'Hyppocrate. Les feuilles ou journaux de viſite que je propoſe contribueront beaucoup à accélerer cette heureuſe révolution.

La néceſſité de cette révolution intéreſſe trop l'humanité, pour que je n'inſiſte pas ſur les preuves du danger des ſyſtêmes ſcolaſtiques, relativement à l'avancement & à la certitude de la médecine pratique. Je bornerai ces preuves à quelques remarques ſur la petite vérole.

Le Mercure de France, du 19 de ce mois (1), en rendant compte de l'ouvrage de M. Paulet, que je m'empreſſerai de lire, préſente des réflexions bien eſſentielles. » Le progrès, y eſt-il dit, » des connaiſſances, a apporté peu de ſecours à » la petite vérole. L'inoculation a pris naiſſance » chez des barbares ; c'eſt à une femme qu'on » doit ſon exercice parmi nous ; ſi quelques ſa- » vants la célèbrèrent, lorſque l'expérience nous » en eut appris beaucoup plus que les ſavants, un » plus grand nombre la combattit avec fureur. » Ils ſe diſputèrent enſuite ſur la petite vérole » elle-même : ils ne s'accordèrent ni ſur ſa na- » ture, ni ſur ſes effets, ni ſur ſon traitement :

(1) Mai 1787.

» l'un d'eux (M. de la Condamine) en plaça le » germe dans la lymphe; un autre dans les menstrues ; un troisieme fit voiturer les miasmes » par l'atmosphère ; un quatrieme en infecta par » essence le cordon ombilical. Bœrrhave & ses disciples regardaient la petite vérole comme une » maladie inflammatoire ; leurs antagonistes ont » décidé tout le contraire. L'inoculation ensuite » a éprouvé la même contrariété dans les avis. «

J'ajouterai à cet extrait 1°. que les seuls avantages de l'inoculation consistent en ce que la petite vérole vient ordinairement seule ; en ce que la nature y fait seule son ouvrage, & que la médecine, comme le desire Rousseau, y vient sans le Médecin.

2°. Que le traitement de la petite vérole naturelle ayant varié autant que les opinions sur sa nature & sur sa cause, c'est peut-être à cette instabilité, à cette diversité d'opinions, que l'on doit attribuer les plus grands dangers de cette maladie, qui sagement abandonnée à la nature est rarement mortelle.

Mon heureuse expérience en ce genre peut au moins engager à examiner cette assertion. Je n'ai jamais perdu de malades de la petite vérole, soit en ville, soit à l'hôpital de Rochefort (1), lorsque

(1) J'y ai exercé pendant dix-sept ans.

que j'en ai commencé assez tôt le traitement. J'ai presque toujours laissé à la nature tous ses droits; je n'ai agi que très-rarement, & presque toujours alors pour réparer les désordres d'une méthode trop active, employée avant que je fusse appellé.

Je ne dois ces heureux succès qu'à la perpléxité où je me suis trouvé en commençant à exercer ma profession en Flandre. Je n'osai suivre des usages généralement adoptés dans ce pays, mais absolument contraires aux enseignemens que j'avais reçus & aux méthodes que j'avais vues pratiquer à Montpellier. Je ne pouvais consciencieusement préférer l'une des méthodes à l'autre, à cause de la diversité du climat. Je pris le parti de suspendre, d'étudier, ou plutôt d'épier le travail de la nature, & je m'apperçus aussi-tôt que cette maladie, loin d'empirer par mon inaction, parcourait ses périodes avec moins de troubles & d'inconvéniens. Je sauvai tous mes malades, leur convalescence était même moins longue & plus facile.

J'éprouvai les mêmes embarras, & j'eus les mêmes succès à Rochefort : je n'en essuyai pas moins dans l'un & l'autre pays toutes sortes de contrariétés désagréables qui m'ont souvent forcé de faire semblant d'agir.

Pour éviter les cenſures de certains ſubalternes, pour arrêter les murmures des gardes, & ſur-tout pour calmer l'inquiétude des parens, je preſcrivais inutilement quelques onces d'eaux diſtilées(1), que je colorais d'un peu de ſirop de pavot rouge. Sans cette ruſe innocente, je n'aurais pu ſurmonter les obſtacles de l'opinion & des préjugés, je ne ſerais point parvenu à guérir tous mes malades. On m'aurait congédié comme un ignorant.

Je crois devoir appuyer ce que je viens d'expoſer par deux obſervations qui prouveront les dangers d'une méthode trop active, & la ſécurité de l'expectation, ou plutôt de la marche de la nature dans cette maladie.

Première obſervation.

M. de la Boularderie, Officier Canadien, âgé d'environ vingt-cinq ans, d'une conſtitution très-robuſte, attaqué d'une petite vérole confluente, était à l'hôtel de Mars (2), depuis cinq jours, quand je pris le ſervice de cet hôpital. On avait commencé, ſelon l'uſage, le traitement par les cordiaux; on avait employé tous les moyens &

(1) Elles ſont toutes ſans ou preſque ſans vertus.

(2) Partie de l'hôpital royal de la marine où les officiers ſont reçus.

toutes les précautions crues nécessaires pour forcer l'expulsion de l'humeur morbifique à l'extérieur; on avait évité avec le plus grand scrupule tout ce qui pouvait modérer l'ardeur que l'on croyoit utile à ce but ; les portes, les fenêtres étaient bien closes ; le malade bien couvert dans son lit, était dans un état déplorable ; la mauvaise qualité des boutons, leur couleur, leur confluence, le délire, la douleur, la tension du bas ventre, un pouls plein, fort, une respiration laborieuse, la chaleur brûlante de la peau, la langue seche, aride, tout annonçait la nécessité d'un traitement opposé, celle de calmer plutôt que d'incendier. Je fis donner de l'air au malade, je le fis tenir moins couvert, je supprimai les cordiaux, j'ordonnai la saignée du bras (1), un lavement émolient, la tisanne adoucissante nitrée. Le soulagement ne m'ayant point paru assez marqué, j'ordonnai le soir la saignée du pied avec continuation des secours précédens. Cette méthode simple fut suivie d'un prompt & très heu-

---

(1) C'était la première fois que j'ordonnais ce secours extraordinaire à l'hôpital; les sœurs grises & les subalternes attachés au service, crurent devoir m'avertir que ce malade avait la petite vérole ; je leur expliquai mes motifs : ils m'ont depuis avoué n'avoir obéi qu'en tremblant.

reux ſuccès; les ſymptômes cédèrent à vue d'œil, le ventre ſe ramollit & ſe vuida, les urines coulèrent abondamment, le pouls devint ſouple, la peau devint moite, la langue s'humecta, le délire ceſſa, la nuit fut tranquille, & la maladie civiliſée acheva ſon cours ſans trouble avec le ſeul ſecours du régime diététique; la nature délivrée des obſtacles apportés à ſon opération, s'eſt ſuffi pour achever la guériſon.

Deuxiéme Obſervation.

M. Leffort, gentilhomme des environs de Surgeres, à-peu-près du même âge & de même conſtitution que le malade précédent, était malade à Eſchilais, bourg voiſin de Rochefort, dans le Château appartenant à Mde. ſa tante. La petite vérole, dont il était attaqué, fut traitée ſelon le même uſage par un Chirurgien en réputation, établi à Soubiſe.

Je fus appellé vers le ſixiéme jour; les ſymptômes, quoique de moindre intenſité que dans l'obſervation précédente, étaient cependant très-menaçans.

Quoiqu'au mois de juin, on avait cru néceſſaire de faire bon feu dans la chambre, d'en tenir les portes & les fenêtres bien cloſes, ainſi que le lit du malade que l'on avait grand ſoin d'empêcher d'être découvert; j'ordonnai dès mon arrivée de réformer tout cette méthode ; je jettais les potions cordiales. La tante se récria beaucoup, & m'apostropha : les sœurs du malade me prièrent de ne point écouter leur tante, en me disant : « On a tué notre père par la méthode que » vous condamnez ; sûrement vos soins nous ren- » dront notre frère. »

Leur attente ne fut point trompée, les réformes que j'ordonnai ont presque suffi seules à la prompte guérison du malade. Mais ce qu'il y a eu à cette occasion de plus remarquable, c'est que ce même malade a guéri, en suivant ma méthode, les demoiselles ses sœurs de la petite vérole qu'elles eurent peu après, & par mes avis seulement, sans que je les aie vues ; tandis qu'un domestique traité selon l'usage du pays, est mort dans le même tems. M. Leffort m'écrivit le 11 juillet 1761, que j'étais destiné à sauver toute sa famille de la petite vérole ; que mes avis avaient fait des merveilles, que le rétablissement de ses sœurs était si sûr & si prompt, qu'il surprenait tout le monde.

Il n'est peut-être point de maladie qui ne puisse, comme la petite vérole, fournir une preuve que la science des écoles a nui à l'art de guérir, ou qu'elle lui a été du moins inutile. La goutte, les écrouelles, la vérole, l'épilepsie, le cancer, la rage, la peſte & quantité d'autres maladies ſont encore inconnues quant à leurs cauſes. Les méthodes curatives en ſont auſſi incertaines & variées que le ſont les opinions ingénieuſes des auteurs qui en ont traité. Il eſt naturel de conclure de-là que, pour parvenir à procurer de bonnes inſtructions, il eſt abſolument néceſſaire qu'elles ſoient dépouillées de toute curioſité inutile, de toute explication ſyſtématique, & qu'elles ne contiennent que des faits certains & utiles, prouvés par l'obſervation & l'expérience, qui ſont les ſeuls moyens propres pour éclairer la médecine, en augmenter les progrès, & la perfectionner.

SECTION IV.

De l'ordre dans lequel les éléves doivent être inſtruits.

Les diſpoſitions naturelles ſont les premières à deſirer dans les ſujets qui ſe deſtinent à une profeſſion auſſi importante que l'eſt celle de la médecine.

Il convient que les ſujets ſoient encore jeunes, qu'ils ſoient âgés de ſeize ans environ, qu'ils ſachent lire & écrire correctement, qu'ils aient reçu une bonne éducation, qu'ils ſoient dociles, intelligens, qu'ils aient l'eſprit juſte & de la mémoire, qu'ils jouiſſent d'une bonne ſanté, & qu'ils aiment le travail & l'étude. Il ferait bon qu'ils foient inftruits de la langue latine.

Les fujets reconnus tels feront admis au fervice des hôpitaux en qualité d'afpirans, fans aucun traitement. Ils rempliront, en cette qualité, quelques petites fonctions relatives au fervice, fous les ordres des Officiers de fanté ; mais on ne leur confiera rien qui exige des connaiffances, de l'adreffe & de l'exercice.

Ils s'inftruiront pendant la première année de la partie de l'anatomie qui concerne les os, les mufcles, les tendons, les nerfs & les vaiffeaux fanguins qui fe diftribuent à l'extérieur.

On les inftruira pendant la même année du traité des faignées & de celui des bandages. Ces connaiffances leur feront données fur les fquelettes & les cadavres, & ils apprendront le tout de mémoire (1).

Ils feront tenus d'affifter aux leçons de botanique & aux herborifations.

A la fin de chaque mois ils fubiront un exa-

---

(1) Cette inftruction & toutes celles néceffaires feraient contenues dans un code de médecine, ouvrage fait exprès, & qui étant le même par-tout le Royaume, rendrait l'enfeignement uniforme & difpenferait de recourir à cette multitude de livres dont le choix, l'acquifition & l'étude difficultent l'inftruction & exigent beaucoup de tems & d'argent.

Quant aux nouvelles découvertes bien conftatées elles feraient l'objet d'un fupplément au code fufdit.

men sur ce qui leur aura été enseigné, & à la fin de l'année ils seront interrogés dans une assemblée publique sur toutes les études susdites. S'ils ont satisfait leurs examinateurs, ils seront faits éléves ; dans le cas contraire, ils resteront une autre année dans la classe des aspirans, ils seront même renvoyés en cas de défaut marqué de bonne volonté.

Les éléves seront nourris & logés dans l'hôpital, sans appointemens ; ils seront subordonnés à tous les Officiers de santé d'un grade supérieur au leur, & entr'eux à leur ancien ; ils seront chargés des saignées, de tous les pansemens légers, de la distribution des remedes dans les salles, & de la tenue des feuilles ou journaux de visite.

Leurs études consisteront dans celles de toute l'anatomie, des opérations de chirurgie, en hyver, de la matière médicale & de la botanique, en été.

A la fin de chaque mois ils subiront un examen sur les objets de leurs études du mois ; & à la fin de l'année ils seront interrogés publiquement sur tous les objets. S'ils satisfont, ils seront appointés pour la deuxième année, à raison de 6 livres par mois.

Les éléves appointés continueront le même service & les mêmes études, mais ils seront de plus obligés de surveiller les aspirans sur ce qui leur est confié, & les éléves non appointés, relativement à l'exactitude des feuilles ou journaux de visite, ainsi que tout ce qui concerne l'exécution du service dans leurs salles respectives. Ils ne seront point dispensés des examens; mais dans l'examen public qui aura lieu à la fin de l'année, ils seront tenus de plus de faire une démonstration sur le cadavre d'un objet d'anatomie & d'une opération de chirurgie, que le sort leur aura assignés la veille.

Si après cette tentative, ils sont jugés dignes d'avancement, il leur en sera donné un certificat signé des principaux Officiers de santé & d'administration, qui leur servira de brevet d'apprentissage (1), & ils entreront dans la classe des aides, avec les appointemens de 9 francs par mois. Ils resteront dans cette classe l'espace de 3 ans.

En attendant la réunion de la médecine avec la chirurgie, & le transport des écoles de médecine aux hôpitaux, les jeunes Médecins sortans des facultés, qui voudront, pour se perfectionner, être attachés au service d'un hôpital, y seront admis à la classe des aides, après avoir toutefois justifié en présence des principaux Officiers de santé, & de leurs grades, & de leur adresse sur la pratique manuelle de la saignée & de la

(1) Les statuts des Chirurgiens de 1730, accordent ce privilége aux éléves qui ont servi deux ans dans un hôpital.

petite chirurgie (1). Ils feront tenus aux mêmes fonctions & instructions que les aides dont ils feront partie.

Ces aides continueront, selon le besoin, les fonctions qu'ils exerçaient étant éléves, & ils seront de plus chargés de l'ouverture des cadavres & du traitement de quelques blessés, sous l'inspection du Chirurgien en chef, qui leur laissera même faire quelques opérations peu conséquentes.

L'instruction des aides, outre la répétition de celles qu'ils ont reçues étant éléves, consistera dans le cours des maladies chirurgicales.

Ils subiront tous les mois un examen sur ces mêmes maladies, & à la fin de l'année ils seront examinés publiquement sur toutes les études précédentes, & principalement sur les maladies chirurgicales. Ils feront de plus une leçon & une démonstration relative à la maladie chirurgicale qui leur sera tombée au sort la veille.

A la 2e. année, ils auront douze francs d'appointemens. Ils seront chargés de traiter par eux-mêmes, sous l'inspection du Médecin, quelques sujets attaqués de maladies aigues, sans pour cela être exempts de leurs autres fonctions, au besoin.

Ils suivront, pendant cette 2e. année, le cours

---

(1) S'ils n'en étaient pas instruits on les y exercerait pendant trois mois, qu'ils auront à rester aspirans libres.

des maladies aigues & chroniques, ſans perdre de vue les autres inſtructions précédentes. Ils ſubiront chaque mois un examen ſur la nature des maladies chirurgicales & aigues, & ils feront en outre, dans l'examen public qui aura lieu à la fin de l'année, une leçon ſur une maladie de chacune de ces deux claſſes, qui leur ſera tombée au ſort la veille.

A la 3e. année, ces aides ſeront portés aux appointemens de quinze francs. Ils ſeront chargés, outre leurs fonctions ordinaires, de traiter quelques maladies chroniques, toujours ſous l'inſpection du Médecin; ils ſeront de plus ſouvent employés par le Chirurgien major pour les opérations dont il leur confiera, à tour de rôle, l'exécution, toutefois ſelon la confiance qu'il aura en leur adreſſe & en leurs talens.

Leur inſtruction conſiſtera principalement dans les cours des maladies chirurgicales & des autres aigues & chroniques ſur leſquelles ils ſeront examinés chaque mois.

A la fin de l'année ils ſubiront trois examens publics, le premier d'une heure ſur l'anatomie, les bandages, les opérations; le ſecond de même durée ſur la matière médicale, tant ſimple que compoſée, & ſur la botanique; le 3e. qui ſera de trois heures, concernera les trois claſſes de maladies aigues, chroniques & chirurgicales. A la fin de chacun de ces trois examens, ils ſeront une courte leçon & démonſtration d'articles relatifs qui leur ſeront tombés dans l'inſtant au ſort.

S'ils ont ſatisfait convenablement, ils ſeront réputés inſtruits, il leur en ſera délivré un certificat ſigné des principaux Officiers de ſanté & anciens inſtruits, des principaux Officiers d'adminiſtration & autres perſonnes, Magiſtrats & notables, qui auront aſſiſté aux examens publics, & s'ils reſtent au ſervice de l'hôpital, ils ne ſeront plus tenus aux examens ; ils ſeront chargés de ſurveiller tout le ſervice. Ils ſuppléeront aux principaux Officiers de ſanté, en cas de maladie ou d'abſence. Ils les remplaceront au beſoin pour les inſtructions des aſpirans & des éléves, & il ne ſe fera aucune opération de conſéquence, qu'ils n'y ſoient appellés en conſultation.

Ces mêmes inſtruits ſeront propoſés pour les villes & les campagnes voiſines pour les maladies épidémiques, pendant la durée deſquelles ils tiendront des journaux ſemblables à ceux tenus dans l'hôpital (1).

---

(1) L'Édit de février 1692, art. 6. établit que le ſervice de 4 ans dans les hôpitaux des armées ou dans ceux des grandes villes donne le droit d'être reçu à la maîtriſe.

L'Édit de 1707 preſcrit 10 ans d'un pareil ſervice pour obtenir des charges à la Cour. En maintenant ces Édits on aſſure des ſujets utiles aux hôpitaux & à l'État.

Les inſtruits ſeront autoriſés à s'aſſembler deux fois la ſemaine dans la ſalle des leçons pour s'y éclairer & ſe communiquer quelques faits de pratique importans qu'ils auraient obſervés ou lus, & pour donner leurs avis & leurs ſoins aux pauvres malades qui ne pourraient ou ne voudraient pas être admis dans l'hôpital. Les aides appointés auraient la permiſſion d'aſſiſter à ces aſſemblées.

Les examens publics ſe tiendront dans une des principales ſalles de l'hôpital, en préſence des Adminiſtrateurs & des Officiers de ſanté. Les Officiers de juſtice & de ville y ſeront invités, ainſi que les Médecins & autres notables dudit lieu; les gens de l'art pourront propoſer quelques queſtions, mais les Officiers de ſanté de l'hôpital & les anciens inſtruits auront ſeuls la voix délibérative.

Je crois ces examens préférables aux concours qui donnent quelquefois lieu à la prétention, à l'orgueil, à des animoſités. Il ſuffit qu'on atteigne le but que l'on ſe propoſe, celui de former des ſujets ſuffiſamment inſtruits; d'avoir ſous peu d'années des éléves, des aides, des Médecins, des Profeſſeurs qui ne feront point d'hypotèſes pour expliquer ingénieuſement pourquoi la fiévre prend à telle heure fixe; qui ne ſauront point ſoutenir en thèſe le pour & le contre; qui ne chercheront point à briller par des théories ſpécieuſes, appuyées ſur des raiſonnemens vagues, ſur des obſervations fauſſes ou arrangées : mais on aura des hommes instruits, vrais & modestes, qui connaîtront les maladies (1), qui les sauront guérir autant qu'il est possible, & qui, vrais imitateurs d'Hyppocrate, mériteront, comme lui, la reconnaissance des siécles à venir.

» (1) Si la médecine, dit Priscianus un des Médecins les plus célebres de la secte méthodique, » était entre » les mains de gens sans étude & qui n'entendissent rien » dans la philosophie, on aurait des maladies beaucoup » plus légères, & on userait de remedes beaucoup plus aisés » que ceux dont on se sert ordinairement; mais, pour- » suit-il, la manière la plus naturelle de traiter la mé- » dec ne a été négligée, & cet art est entièrement à » la disposition de certaines gens qui font consister toute » leur gloire à écrire avec politesse & à disputer contre » ceux qui ne sont pas de leur sentiment ». *Hist. de la médecine*, *liv.* 4.

Necessitas medicinam invenit, experientia perfecit. BAGLIVI.

FIN.

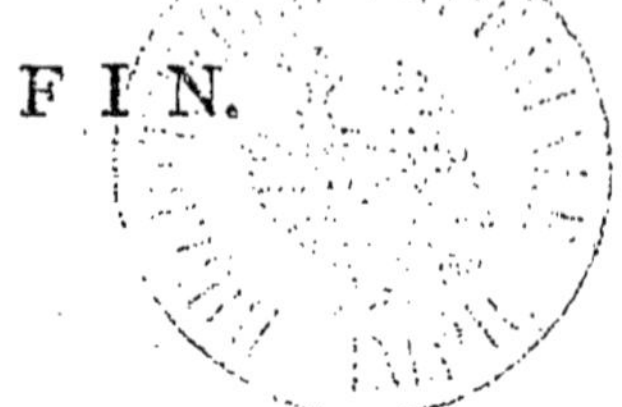

ERRATA.

PAGE 1, ligne 3, onéreux *lisez* dispendieux
2, lig. 2 de la note, devait *lisez* devrait
5, lig. 13, uns les autres *lisez* uns & les autres
9, lig. 3, après de charité, *ajoutez* ou on les placerait à un prix convenu dans une Communauté du lieu.
16, lig. 11, 1786 *lisez* 1785
21, lig. 2 de la note, 28 *lisez* 38
id. lig. 13 de la note, a été trois fois *lisez* a été près de trois fois
24, lig. 8, Magistrats, *lisez* Ministres,
28, lig. 26, saumier *lisez* sommier
34, lig. 24, dinaire *lisez* ordinaire
35, lig. 17 de la note, 1785, *lisez* 1780.
50, lig. 1, pice, *lisez* l'hospice de Saint Sulpice.
65, à la fin de la note *ajoutez* ainsi qu'il est d'usage à l'Hôtel-Dieu de Paris.
83, lig. 2 de la note, précédent *lisez* précéderent
85, lig. 21, purgatives (2). *supprimez* le point & l'alinéa.
98, lig. 10, sont *lisez* seront
107, lig. 4, le Ministre *lisez* les Ministres
124, lig. 8, peuvent *lisez* prouvent
142, lig. 9, secours *lisez* concours
156, lig. 12, aux principaux *lis.* les principaux
id. lig. 19, pour les *lisez* en cas de

ANALYSE

DU LIVRE

SUR les moyens de rendre les Hôpitaux utiles & de perfectionner la Médecine.

www.ingramcontent.com/pod-product-compliance
Ingram Content Group UK Ltd.
Pitfield, Milton Keynes, MK11 3LW, UK
UKHW021046200726
13857UKWH00003B/845

9 782013 045667